# Kompressionsverbände in der Phlebologie

O. Lauff, Wiesbaden

peri med fach buch

perimed Fachbuch-Verlagsgesellschaft mbH,
D-8520 Erlangen

CIP-Kurztitelaufnahme der Deutschen Bibliothek

**Lauff, Otto:**
Kompressionsverbände in der Phlebologie / O. Lauff. –
Erlangen: perimed-Fachbuch-Verlagsgesellschaft, 1981.

ISBN: 3-88429-078-9

ISBN: 3-88429-078-9



Satz und Druck: Druckerei Zerreiss

# Inhaltsverzeichnis

# Vorwort

Wenn man sich mehr als ein Vierteljahrhundert mit Phlebologie beschäftigt, dann ist man permanent herausgefordert, seine Meinung – schon auf Grund der Erfahrung – darzulegen, auch wenn mit dieser Meinung anderen oft widersprochen wird. Solche Widersprüche kommen durch die Beurteilung der Venenerkrankungen aus zu unterschiedlichen Perspektiven zustande.

Obwohl dieses Buch nur *eine* Methode der Diagnostik und noch mehr der Therapie von Venenerkrankungen darlegt, können alle interessierten Kollegen einen Nutzen haben, selbst der Kliniker, mehr noch der Praktiker, der täglich mit Venenerkrankungen konfrontiert wird. Hauptsächlich soll es aber ein *Lernbuch* sein, das sich deshalb in erster Linie an die jüngste Generation der Mediziner wendet. Die dem Buch beigefügte Bilderserie soll zu größerem Verständnis beitragen. Sie ist eine Auswahl von „Erkrankungsbildern bei Venenerkrankungen."

Es ist wichtig und legitim, auch solche Teilgebiete der Medizin zu beschreiben, die es zwar seit langem gibt, die aber doch nicht Allgemeingut vieler Mediziner sind. Zwar erschienen in regelmäßigen Abständen kürzere oder umfangreichere Schriften über Phlebologie; auch die Behandlung mit der Kompressionsmethode wurde schon beschrieben (und meist war ein wohlwollender Ordinarius zur Stelle, der anerkennende und mahnende Geleitworte fand). Trotzdem gelang es nicht, die Ärzte an die Materie heranzuführen. *G. Hohmann* war zu optimistisch, als er in seinem Nachruf auf *H. Fischer* in der Münchener Medizinischen Wochenschrift (1928, Nr. 21) schrieb: „Das Verfahren ist gut und wird mit der Zeit Allgemeingut der Ärzte werden".

Die Entwicklung stagnierte und noch im Jahre 1958 bedauerte *W. Dick* (Tübingen), daß es leider immer noch „eine viel zu begrenzte Anzahl von Kollegen gibt, die in der Kompressionsbehandlung des postthrombotischen Syndroms speziell erfahren sind". Er sah richtig, daß ein solches Syndrom (bis hin zum Ulcus cruris postthromboticum) nur verhindert werden kann, wenn eine Thrombose in den tiefen Venen nicht fortschreitet. Er fügte hinzu: „In diesem Sinne ist die Leistungsfähigkeit einer gerinnungshemmenden Behandlung wohl nicht voll befriedigend (Frühdiagnose!), aber bis heute durch keine andere Maßnahme übertroffen".

Hier lag sein Irrtum: Keiner kann die Diagnose so schnell stellen und die Therapie einleiten, wie der die Kompressionsmethode ausübende Arzt. In *E. Krieg*'s Monographie „Die Behandlung der sogenannten Beinleiden" schrieb *W. Dick* 1963 im Geleitwort: „Hätte ich damals ein Büchlein wie das vorliegende zur Hand gehabt, wäre mir und meinen Patienten mancher Um- und Irrweg erspart geblieben". Er empfahl es Assistenzärzten, da es gelte, eine Brücke zwischen dem Praktiker und dem Krankenhausarzt zu schlagen.

Die in diesem Buch beschriebene Methode will und kann nicht den Anspruch erheben, eine Panazee für alle Fälle von Venenerkrankungen oder gar für alle sogenannten „Beinleiden“ zu sein. Trotzdem kann man guten Gewissens sagen, daß es nur wenige vergleichbar erfolgreiche Behandlungsmethoden – auch aus der Sicht der Gesamtmedizin – gibt. Die Kompressionsmethode zur Behandlung von Erkrankungen des venösen Systems an der unteren Extremität wurde als „Fischer-Verband“ von *Heinrich Fischer* (Wiesbaden) 1910 (Medizinische Klinik Nr. 3A) ausführlich beschrieben, von seinen Söhnen *Konrad* und *Eduard Fischer* weiter entwickelt und wiederholt veröffentlicht.

In diesem Buch wird eine weiter entwickelte Methode beschrieben, die ich aus einem veröffentlichten Vortrag, von *Eduard Fischer* beim Internistenkongreß 1936 in Wiesbaden gehalten, gelernt habe. Ich war ihm immer dankbar dafür, denn mein erster Patient war ich selbst.

Bereits an dieser Stelle sei bemerkt, daß jeder, der die Kompressionsbehandlung ausübt, schon nach einiger Zeit eigener Erfahrungen daran „modifizieren“ wird – und das ist gut so; denn nicht nur die Krankheitsbilder verändern ihr Gesicht, sondern auch die bei dieser Behandlungsmethode besonders wichtigen Verbandsmaterialien werden von der Industrie ständig verändert, was nicht unbedingt mit „verbessert“ gleichzusetzen ist. Selbstverständlich unterliegen auch die in der Praxis verwendeten Pharmazeutika einem ständigen Wandel der Zeit.

Otto Lauff

# Einleitung

In den letzten 20 Jahren wurden enorme Fortschritte an Erkenntnissen auf dem Gebiet der Anatomie, Physiologie und Patho-Physiologie des Venensystems an den unteren Extremitäten gemacht.

Die Venen sind der Teil des Niederdrucksystems im Kreislauf, der ca. 85 % des Gesamtblutvolumens umfaßt, während die Arterien die restlichen 15 % enthalten. Von den 85 % des Blutvolumens im Niederdrucksystem entfallen wiederum etwa 55 - 60 % auf die extrathorakalen Venen. Durch die aufrechte Körperhaltung ergeben sich für die Venen der unteren Extremitäten der Schwerkraft entsprechend „schwere" Probleme. Um diese Schwierigkeit (das Blut am „Absakken" hindern; den Rückstrom nach Bedarf regulieren) zu überwinden, sind diese Venen mit „Venenklappen" ausgerüstet, die ihre Funktion erfüllen, solange im System keine Krankheit herrscht. Ein weiterer „Hilfsmechanismus" ist die Muskeltätigkeit in den unteren Extremitäten, die zu einer regelrechten „Muskelpumpe" wird, welche bei Bewegung das venöse Blut herzwärts drückt. Mehrere weitere Hilfsmechanismen mit geringerer Wirksamkeit sind bekannt. Ein Hilfsmechanismus muß erwähnt werden: die fascia lata hat durch ihren Faserverlauf bei Bewegung eine Massagewirkung (dies zu verstärken, ist die Aufgabe eines maßgefertigten Kompressionsstrumpfes!). An den unteren Extremitäten ist zwischen tiefem und oberflächlichem Venensystem zu unterscheiden, die miteinander durch die Vv. perforantes verbunden sind. Auch die oberflächlich liegenden Venen sind durch zahlreiche Venen (Vv. communicantes) verbunden.

Das Volumen der Venen nimmt von distal nach proxymal zu. In dieser Richtung ist außer dem hydrostatischen Druck kein wesentlicher Widerstand vorhanden. Dieser ungehinderte Weg von der Peripherie bis zum Herzen betrifft vor allem die tiefen Venen.

Der größte Teil des venösen Blutes der Haut und des Unterhautzellgewebes wird durch die Vv. saphenae weiterbefördert, die zwischen der Haut und den großen – die Muskulatur umgebenden – Faszien verlaufen. Erst durch diese hindurch führen sie in die Tiefe: Die V. saphena parva im Kniekehlenbereich in die V. poplitea, die V. saphena magna durch den hiatus saphenus in die tiefe V. femoralis.

Für die Praxis ist es wichtig zu wissen, daß es bei Beinvenen viele Variationen – auch der Stammvenen – gibt und daß es sich um ein „mehrdimensionales" Venennetz handelt, in dem, wenn auch auf Umwegen, jede Vene mit jeder anderen in Verbindung steht. Bedeutsam ist die Erkenntnis, daß das Venensystem der Beine kompliziert und sehr anfällig gebaut ist. Als Folge davon zeigt das Venensystem oft eine schlechte Funktion in der allein bereits die Ursache vieler Venenerkrankungen zu sehen ist.

Das wichtigste Hilfsmittel, um das Venenblut herzwärts zu befördern, ist ein richtig wirkender Kompressionsverband. Legt man ihn einer gesunden Person an, so zeigt die Wirkung, daß praktisch bei jedem Menschen eine – wenn auch geringe – venöse Stauung vorhanden ist.

Alle Erkrankungen an den Beinvenen „gehen" zunächst nur bis zum Ligamentum inguinale. Deswegen sollte man den Begriff „tiefe Bein- und Beckenvenen", der in der medizinischen Literatur gerne verwendet wird, vermeiden. Nur beim immobilisierten Patienten, der damit der Kompressionsbehandlungsmethode entzogen ist, kommt es zur Thrombose der Becken- und evtl. sogar der Bauchvenen. Wandert dann ein Thrombus oder ein Teil davon, so ist die Folge abzusehen: Lungen- oder Herzembolie.

Wer an den Kompressionsverbänden interessiert ist, kann diese Methode erlernen, aber nicht in kurzen Fortbildungskursen, auch nicht in ein oder zwei Semestern, wo der alte „Standard-Zinkleimverband" gezeigt wird, sondern durch üben, üben, üben . . . Bei den ersten 5000 Verbänden kommt es vor, daß noch manchmal sowohl Arzt als auch Patient Schwierigkeiten haben. Ab dem zehntausendsten gibt es diese nicht mehr. Spätestens von da an stimmt auch immer die Verdachtsdiagnose bis ins Detail.

Die große Anzahl der Verbände, die notwendig sind, um die Methode zu beherrschen, ist kein Grund zum Resignieren, denn wenn man „nur" 300 Arbeitstage pro Jahr beim Arzt zugrunde legt und er pro Tag nur 10 Verbände macht, so hat er dieses Pensum in 3 Jahren hinter sich gebracht. Da sich nichts so schnell im Patientenkreis herumspricht wie die Tatsache, daß der betreffende Arzt bei „Beinleiden" Verbände macht, werden es sehr bald wesentlich mehr Verbände täglich sein und der betreffende Arzt hat schon nach einem Jahr eine Menge eigener Erfahrungen und Erfolge. Dies sehr oft auch bei Patienten, die verzweifelt so manche erfolglose Behandlung vorher „erduldet" hatten.

Es erscheint geradezu rätselhaft, daß eine einfache Methode sich bis heute nicht durchsetzen konnte, die so gut geeignet ist, eine wahre „Volkskrankheit" so erfolgreich zu behandeln, daß man sagen kann: Der Patient ist geheilt (restitutio ad integrum).

Vielleicht kommt man der Frage näher, wenn man zweierlei bedenkt: Welches sind die Möglichkeiten der Diagnostik, die sich heute bei Verdacht einer Venenerkrankung anbieten und welche neuen Medikamente gibt es für die Behandlung von Thrombosen, die das Problem „Venenerkrankungen an den unteren Extremitäten" *scheinbar* so viel einfacher machen?

Durch die Anwendung dieser Medikamente allein soll erreicht werden, daß

– *Antikoagulantien* bei Vorhandensein einer Thrombose oder bei Verdacht einer solchen *keine neue Thrombosebildung zulassen.*
– *Acetylsalizylsäure* wie auch *Dipyridamol* und *Sulfinpyrazon* weitgehend *Thromben verhindern*, die durch Thrombozytenaggregation entstehen (das leisten diese Präparate auch, aber nur im arteriellen System).
– *Thrombolytika Thrombosen auflösen* (sie schaffen dies auch, wenn die Thrombosen eben entstanden, also nicht zu „alt" und vor allem auch nicht zu groß sind).

Die Diagnostik mit Phlebographie, 125-Jod-Fibrinogen-Test, Ultraschall-Doppler-Test u. a. ist sicherer und genauer geworden. Allerdings läßt die Vorstellung, ein Kontrastmittel ins venöse System der unteren Extremitäten einzubringen, um einen eben als Krankheit entstandenen Thrombus zu objektivieren und zu lokalisieren, einen in der Praxis tätigen Phlebologen erschaudern:

Ein Venenverschluß geht immer mit einer Entzündung der betroffenen Venenwand einher. Gerade bei der tiefen Phlebothrombose ist diese Entzündung anfangs oft nicht sehr spürbar. Kommt nun in eine solche Vene ein gewebsfeindliches Mittel (Kontrastmittel bei der Phlebographie) so wird die Entzündung geradezu angefacht. Nur dadurch, daß das Kontrastmittel mit Blut vermischt und damit verdünnt wird, kommt es nicht immer und nicht sofort zu einer Thrombophlebitis. Dafür ereignet sich dies dann mehrere Tage später.

Trotz der verbesserten Diagnostik und der modernen medikamentösen Therapie weisen praktisch alle Übersichtsarbeiten der letzten Jahrzehnte darauf hin, daß sich venöse Thrombosen häufen.

Solch eine Übersicht zeigt z. B., daß selbst nach einfachen gynäkologischen Eingriffen die Thrombosefrequenz bei 15 % liegt, bei pertrochantären Frakturen bei 75 % und bei allgemeinen chirurgischen Eingriffen zwischen 25 % und 35 %. Zur Prophylaxe von Thrombosen scheint sich in Kliniken die *low dose-Heparin-Therapie* durchgesetzt zu haben. Bei Risiko-Patienten haben Kliniken mit der Gabe von 3 mal 5000 i. E. Calcium-Heparin per injectionem gute Ergebnisse.

Es ist aber zu bedenken, daß bei solchen Patienten *nach der Entlassung* bei fehlender Weiterbehandlung leicht und leider nicht selten eine Thrombophlebitis entsteht. Diese Fälle erscheinen *nicht* in der Statistik der entsprechenden Klinik.

Auch die Tatsache, daß 90 % aller Herz- und Lungenembolien aus den tiefen Venen der unteren Extremitäten stammen, trägt dazu bei, daß sich die Kompressionsverbandsmethode nicht in großer Breite durchgesetzt hat. Denn hier „scheiden sich die Geister", ob man die Verantwortung übernimmt oder ob man den einfachen Weg der Einweisung ins Krankenhaus geht. *Dabei sind es gerade die tiefen Unter- und Oberschenkelthrombosen, bei denen ein Kompressionsverband die größte Hilfe bringt.*

Anfangs muß sich sicher der Arzt bei jeder tiefen Thrombose selbst dazu überwinden, den Patienten weiterzubehandeln. Der Erfolg bleibt aber nicht aus und ist nicht nur für den Patienten von unermeßlichem Wert. Wer sich also mit dieser Materie beschäftigen will, der muß die Technik der Verbände erlernen und beherrschen, fast traumhaft beherrschen. Jeder Verband muß sitzen, muß helfen, muß angenehm, ja wohltuend sein.

Dazu ein Fall: Eine Patientin (70 Jahre) bekam nach 4wöchiger Krankenhausbehandlung wegen Bronchitis, Pneumonie u. a. eine Phlebothrombose in beiden Unterschenkeln. Am Tag der Entlassung bekam sie einen Zinkleimverband. Bereits in derselben Nacht mußten die Verbände wegen unerträglicher Beschwerden entfernt werden. Wegen angeblicher „Allergie gegen Verbände" wurde sie für 8 Wochen erneut immobilisiert. Erst danach kam sie in systematische Kompressionsbehandlung. Die Verbände wurden gut vertragen (Allergie gegen Verbände gibt es nämlich gar nicht) und die postthrombotischen Stauungen (Fuß- und Unterschenkeloedeme) waren bereits 17 Tage später beseitigt. Mit dem Anpassen von Maßgummistrümpfen war die Behandlung beendet.

*Wer die Verbandsmethode beherrscht, beherrscht auch die Diagnostik.*

Mit einfacher – aber gewissenhafter – Anamnese, Inspektion und Palpation ist die Diagnose bei den meisten Venenerkrankungen sofort und sicher zu stellen. Nur in seltenen Fällen behandelt man mit dieser harmlosen Methode zuerst und wird die Diagnose ex juvantibus hinterher stellen können.

Dazu braucht man allerdings eigene Erfahrungen. Was dann noch unbekannt ist, wird zur Abklärung der Phlebographie oder genaueren Blutanalysen zugeführt. Eine Phlebographie sollte nur dann durchgeführt werden, wenn sie die Prognose oder Erhärtung einer Verdachtsdiagnose erleichtern kann, mit dem Ziel einer umfassenderen Therapie: Varizenverödung, Varizenoperation usw. Mit die *wichtigste Indikation zur Phlebographie ist die* sofortige *Klärung eines Verdachtes auf Dauerschäden nach Unfällen.*

Natürlich darf die Phlebographie niemals oder nur in Ausnahmefällen im akuten Stadium einer Venenerkrankung vorgenommen werden. Sie ist nicht harmlos und verursacht oft selbst Schäden (s. S. 18). In jedem Fall muß sich der behandelnde Arzt ein Bild machen, ob diese teure und evtl. risikoreiche Untersuchung wirklich notwendig ist.

Wer die Verbandsmethode beherrscht, der kann mit Recht die Überzeugung gewinnen, daß die „Volkskrankheit Venenerkrankung" sogar ziemlich problemlos ist. Sie kann mit einem geringen Aufwand an Medikamenten und Material beherrscht werden. Die Patienten werden schnell von den Beschwerden befreit, bleiben – oder werden – schnell wieder arbeitsfähig und es bleiben die gefährlichen Komplikationen der Krankheit, der Diagnostik und der Behandlung erspart. Das entscheidende Kriterium dabei ist der *rechtzeitige Beginn der Behandlung.* Sie garantiert eine vollständige (oder doch fast vollständige) Heilung. Ein weiterer wichtiger Faktor ist der, daß die Verbandsmethode billiger ist als jede andere und sich noch lange, z. T. jahrzehntelang kostensenkend auswirkt. Sie erlaubt es, Medikamente, die im gegebenen Augenblick notwendig sind, gezielter und damit sparsamer einzusetzen.

Es ist festzustellen, daß alles, was an Erkenntnissen gewonnen wurde, die Richtigkeit der Kompressionsbehandlung bei Venenerkrankungen an den unteren Extremitäten im nachhinein auch theoretisch bestätigt hat.

Eine häufig gestellte Frage ist:

Was kann man vorbeugend gegen Venenerkrankungen tun?

Die Anatomie und Physiologie der Beinvenen zeigt, daß Bewegung die beste funktionelle Voraussetzung für den Rücktransport des Blutes ist (d. h. Spazierengehen, Schwimmen, Radfahren; alle diese Tätigkeiten natürlich dem Alter entsprechend).

Die Thrombose allerdings, die durch andere Erkrankungen (zumeist Infektionen) entsteht, ist oft unvermeidbar, da es sich um Zweit- oder Folgekrankheiten (Fernthrombose) handelt und die Patienten wegen der Ersterkrankung immobilisiert werden müssen. Bei diesen Fällen sollten vorbeugend die Beine möglichst oft passiv bewegt werden.

Gegen die Degeneration der Venenwände, die Varizenbildung, gibt es leider wenig gezielte Maßnahmen. Es gibt zwar Forschungsergebnisse, die zeigen, daß die Degeneration der Venen durch Stoffwechselstörungen in den Venenwänden verursacht wird. Dieselben Untersuchungen zeigen, daß es Mittel gibt, die – rechtzeitig gegeben – diese Störungen in den Venenwänden aufhalten können und damit die Varizenbildung z. T. stoppen oder doch ihr Fortschreiten verzögern. Ein erster Hoffnungsschimmer.

# 1 Thrombophlebitis und Phlebothrombose

# Definition

Bei der Entstehung einer Thrombose gilt noch heute die Virchow'sche Trias:

– Ungünstige Veränderung der Funktion durch Herabsetzen der Strömungsgeschwindigkeit in den betroffenen Venen.

– Schädigung des Gefäßes, also der Vene selbst (der spontane Venenriß löst eine solche Thrombose häufiger aus, als schlechthin angenommen wird).

– Veränderung des Blutes, insbesondere dessen Gerinnbarkeit. Dieser Faktor ist zunächst von untergeordneter Bedeutung, spielt aber, sobald ein Thrombus vorhanden ist, eine große Rolle.

Diese 3 Faktoren stehen untereinander in so enger Beziehung, daß bei jeder Thrombose ein Faktor zur Hauptursache der Thrombosebildung werden kann. Es ist ersichtlich, daß die Pathogenese nicht einheitlich, sondern von Fall zu Fall unterschiedlich sein wird.

Infolge ungünstiger Strömungsverhältnisse in den unteren Extremitäten kommt es dort leichter zur Thrombose, wenn die Venenklappen versagen (mechanisch, wenn es bei normalem hydrostatischem Druck durch Überdehnung der Venen zu primären Varizen, oder wenn es z. B. bei raumfordernden Prozessen im Beckenbereich wegen Abflußbehinderung zum Überdruck kommt). Auch die ungenügende Nutzung der Muskelpumpe ist folglich ein thrombosefördernder Faktor. Diese Faktoren alleine genügen zumeist noch nicht. Die Voraussetzungen für die Entstehung einer Thrombose oder Thrombophlebitis sind aber gegeben, wenn dazu noch eine weitere Schädigung des Gefäßes selbst kommt. Dieser Kombination entsprechend wäre das eine lokale oder eine regionale Thrombophlebitis, denn die Schädigung ist durch lokale – zumeist äußere – Einwirkung auf das Gefäß entstanden, z. B. mechanisch traumatisch (Druck, Quetschung, Schnitt) oder zusätzlich zum Trauma eine lokale Infektion (durch Insektenstich, Hundebiß usw.)

*Fernthrombose* heißt eine Thrombose, deren Ursache eine Fernreaktion auf eine andere Erkrankung darstellt. Sie ist also nach *Verletzungen* (nicht der Beine!), *Operationen, Geburten,* aber zumeist nach *Infektionen* zu sehen. Dies kann bei akuten Infektionen eintreten (fiebrige grippale Infekte, akute Angina tonsillaris, akute Pneumonie oder Bronchopneumonie), Grundkrankheiten, bei denen der Patient neben der Behandlung immobilisiert wird.

Aber auch *chronische Infekte* – im Sinne der Streuung durch einen „Herd" – können bei der Entstehung solcher Thrombosen maßgeblich beteiligt sein, so vor allem *chronische Bronchitis, Emphysem, chronische Enteritis, chronische Nebenhöhlenaffektation, Zahngranulome.* Phlebothrombosen und Thrombophlebitiden gehen gelegentlich selbst von *Parodontopathien* aus, die der Patient für so harmlos hält, daß er diese Erkrankung in der Anamnese nicht einmal erwähnt. Diese

Krankheit kommt bei jungen Menschen geradezu seuchenartig vor, so daß diese auslösende Ursache für eine Thrombose nicht außer acht gelassen werden kann.

Ein weiteres Kriterium zur Einteilung ergibt sich wie folgt: Läuft die Krankheit nur im *oberflächlichen Venensystem* ab, spricht man von einer *Thrombophlebitis.* Handelt es sich um eine *Erkrankung der tiefen Venen,* wird sie als *Phlebothrombose* bezeichnet.

Diese Unterscheidung ist nicht unbedingt richtig, denn es kann sowohl bei der oberflächlichen Venenentzündung, als auch bei der tiefen Venenentzündung die „-itis" im Vordergrund stehen und damit Schmerzen verursachen. In anderen Fällen kann die blande Thrombose das erste Symptom darstellen. Aber auch dann werden bei der Palpation der erkrankten und entzündeten Stelle Schmerzen vorhanden sein und bei nicht sachgemäßer Behandlung wird sehr bald eine Entzündung des Gefäßes erfolgen. Auch eine gleichzeitige Lokalisation der Thrombose in oberflächlichen und tiefen Venen ist möglich. Darum muß man bei jeder oberflächlichen Thrombophlebitis genau untersuchen, ob nicht ein Teil der tiefen Venen von der Thrombose miterfaßt ist.

# Symptome

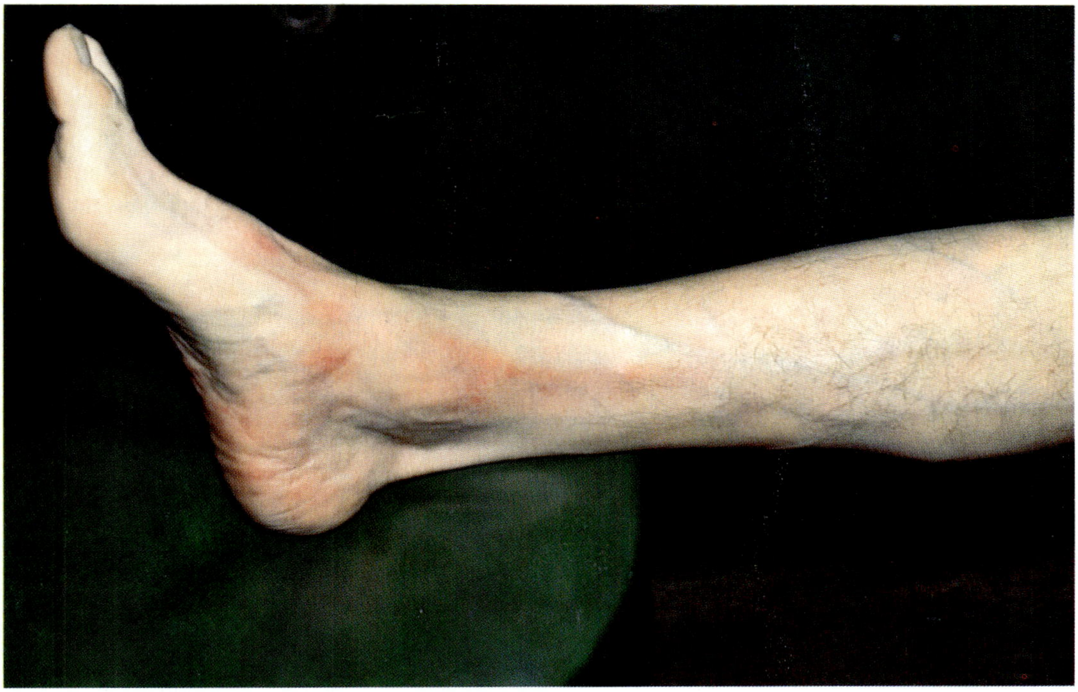

**Abb. 1 Oberflächliche Thrombophlebitis, rechter Unterschenkel/Saphena.**

Die Symptome sind im allgemeinen so eindeutig, daß bei einiger Erfahrung die Diagnose leicht zu stellen ist. Doch auch hier muß die große *individuelle Breite* der Erscheinung kurz erwähnt werden:

1. Bei der *akuten Entzündung einer oberflächlichen Vene,* also im Bereich der Saphena magna oder parva oder anderer verbindender Venen (Abb. 1) fühlt der Patient einen ziemlich *plötzlichen Schmerz.* Die Haut über dieser Vene wird oft von der Entzündung mit erfaßt und rötet sich. Dadurch entsteht ein *roter Streifen* der den Verlauf und das Ausmaß der entzündeten Venen anzeigt. Auch tritt eine *Schwellung des Gewebes* neben oder unterhalb dieser Vene auf.

Bei *vorsichtiger Palpation* erscheint diese Vene in ihrem Verlauf hart und wärmer als die Umgebung.

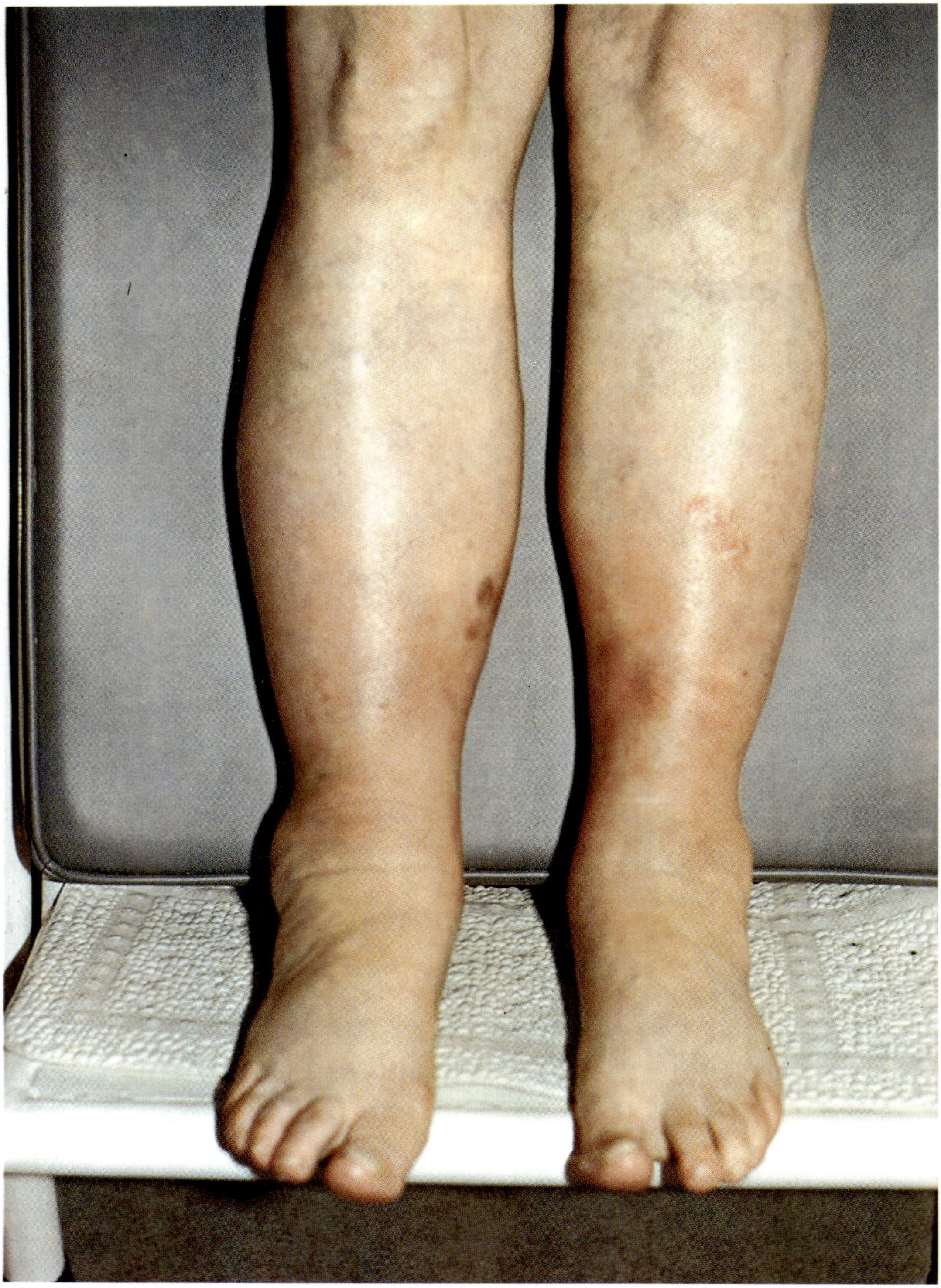

**Abb. 2 Phlebothrombose beiderseits nach Phlebographie.**

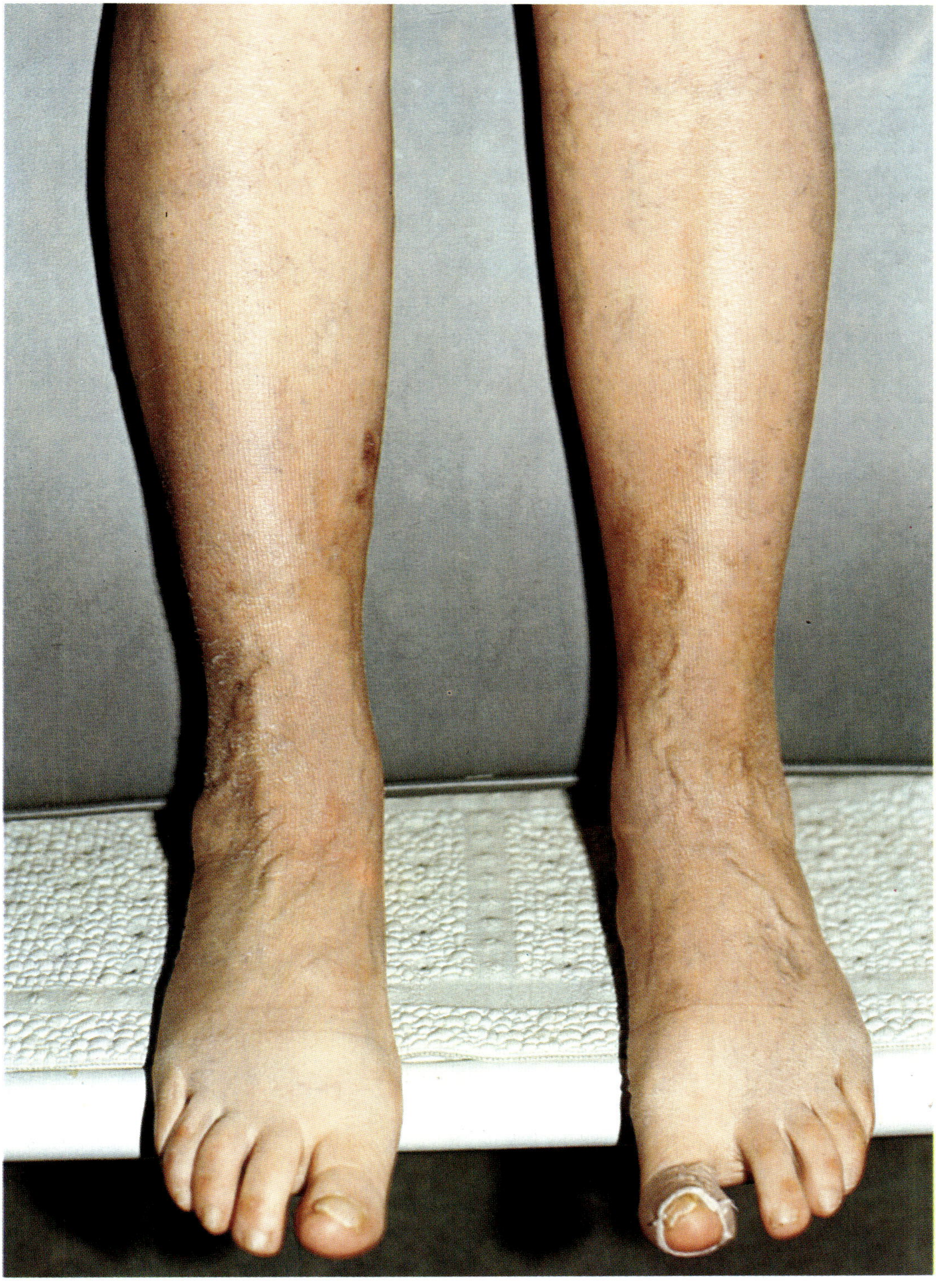

**Abb. 3** Fall von Abb. 2. Kompensiertes postthrombotisches Syndrom nach Kompressionsbehandlung.

2. Bei der *Thrombose im tiefen Venensystem* sind die *Schmerzen anfangs zumeist nicht so stark* (wohl aufgrund der Kompression durch die Beinmuskulatur). Dafür tritt ein *Ödem* schneller und stärker in Erscheinung. Nach einiger Zeit treten jedoch auch hier *als Folge der sich immer mehr entzündenden Venenwand Schmerzen* auf.

Bei der *Palpation* der betroffenen Extremität kann die erkrankte Vene bzw. der Thrombus *nicht* so *genau lokalisiert* werden; es muß durch die Muskulatur durchgetastet werden.

Der *Druckschmerz* ist genau so groß wie bei der oberflächlichen Thrombophlebitis. Am Anfang der Erkrankung empfindet der Patient oft *Schmerzen in der Ferse oder in der Fußsohle,* also relativ weit weg vom Ort der Erkrankung. Typisch ist, daß der Patient beim Versuch aufzustehen nur *auf der Fußspitze stehen* kann.

Das bildbeherrschende *Ödem* hängt vom Ort des Venenverschlusses ab (Abb. 2, 3):
– bei der Thrombose im Unterschenkel wird der distale Teil desselben und der Fußrücken ödematös anschwellen.
– bei Thrombose im Bereich der V. poplitea wird der ganze Unterschenkel, Knöchelbereich und Fußrücken und beim Verschluß der V. femoralis (besonders im oberen Anteil) das ganze Bein ödematös anschwellen. Durch mäßigen Druck mit der Fingerspitze kann man leicht tiefe Dellen eindrücken.

Es sei daran erinnert, daß alles dies nur ein Schema darstellt und jeder Fall individuell abläuft, daß man zuerst das postthrombotische Syndrom (Ödem) zu sehen bekommt, oder es stehen umgekehrt die „-itis“ und der Schmerz am Anfang einer tiefen Thrombose.

# Behandlung

Die Behandlung der akuten Thrombophlebitis und Thrombose der unteren Extremitäten ist auch heute noch aus folgenden Gründen von eminenter Wichtigkeit:

– Sie kommt sehr häufig vor

– Sie ist sehr gefährlich, da es zur Embolie und durch die Lungenembolie zu einer erneuten, schweren Erkrankung oder gar zum Exitus kommen kann. Akute Thrombophlebitis findet sich nicht nur bei Menschen im hohen Alter, sondern in fast allen Altersklassen. Nur bei Kindern sind die Thrombophlebitiden relativ selten.

– Nach überstandener Erkrankung treten fast regelmäßig Spätschäden auf, die vom Ausmaß der Thrombophlebitis abhängig sind. Oft kommt es erst nach Jahrzehnten bei solchen Patienten, die nie Varizen bekommen hätten, zu einer sekundären Varicosis oder zur Entwicklung eines Ulcus cruris, oder es bleibt eine Neigung zur permanenten Thrombophlebitis – bzw. Thromboserezediv – im bereits geschädigten Bein.

Die Behandlung der akuten Thrombophlebitis bzw. Thrombose hat folgende Ziele:

– das von der Krankheit betroffene Gebiet „stillzulegen", die Entzündung und damit die Schmerzen möglichst rasch zum Abklingen zu bringen,

– den Thrombus zu fixieren, damit eine Weiterverschleppung und damit eine weitere Emboliegefahr verhindert wird,

– den ungehinderten Kreislauf in den erkrankten Beinen rasch wieder herzustellen.

## Therapiemöglichkeiten

1. Der Patient soll zunächst Bettruhe einhalten, um die erkrankte Extremität als Ganzes stillzulegen. Mit feuchten Kompressen und Salben wird die lokale Behandlung eingeleitet, wobei das Bein etwas hochgelagert wird.

2. Bettruhe (wie unter 1). Gleichzeitig wird die Gerinnfähigkeit des Blutes mit Hilfe von Antikoagulantien herabgesetzt, damit das thrombotische Geschehen lokalisiert bleibt, bzw. der Thrombus aufgelöst wird (Thrombolyse). Letzteres ist nur in den ersten Stunden der Thrombosebildung möglich. Gelingt das Auflösen nicht, so bleibt jetzt der Thrombus frisch und dadurch gefährlich.

3. Diesen Verfahren steht die Methode der *Kompressionsverbände* gegenüber. Durch geeignete Verbände werden sämtliche Venen der betroffenen Extremität verengt. Dadurch wird in der erkrankten Vene der Thrombus an die Venenwand gedrückt und zunächst „stillgelegt". Da der Patient seine normale Bewegung beibehält, wird der Kreislauf in der erkrankten Extremität durch Muskelbewegung und Kompressionsverbände intakt gehalten und die thrombosierte Vene sehr schnell rekanalisiert.

Bei der Therapie mit dem Kompressionsverband kann natürlich in den meisten Fällen auf eine medikamentöse Behandlung nicht verzichtet werden. Je nach Allgemeinzustand des Patienten wird als erstes eine starke *antiphlogistische Substanz* gegeben, z. B. Voltanen® oder Phlogase®. Ist ein *Infekt* vorhanden, der vielleicht auch die Thrombophlebitis ausgelöst hat, dann müssen *gleichzeitig Antibiotika* verabreicht werden. Nach Abklingen – zumeist nach wenigen Tagen – des entzündlichen, d. h. des schmerzhaften Prozesses, kann das stark antiphlogistische Mittel abgesetzt werden und es wird zu sogenannten „einfachen“ Venenmitteln übergegangen. Sie können über längere Zeit, meist über die Verbandbehandlung hinaus, genommen werden.

Besonders bewährt haben sich zur lokalen Behandlung heparinhaltige Salben. Bei der Kompressionsbehandlung wird der ganze Unterschenkel mit einer dünnen Schicht Salbe mit Hilfe eines Spatels bestrichen. Bei roter, also entzündeter Hautstelle über einer thrombotisch verhärteten Vene trägt man die Salbe vorsichtig und mit Gefühl mit dem Finger oder Fingerling auf. Damit wird kein zusätzlicher Schmerz, sondern eher ein angenehmes Gefühl verursacht. Man bedeckt die Stelle mit einer dünnen Lage Mull und legt einen ca. 3 mm starken Schaumstoffstreifen darüber. Danach wird der Kompressionsverband angelegt. Bei Ödemen durch Thrombosen der tiefen Unterschenkel- oder auch Oberschenkelvenen wird das ganze Gebiet mit heparinhaltiger Salbe leicht eingerieben.

4. Die gleichzeitige Behandlung mit Kompressionsverbänden und Antikoagulantien ist möglich und scheint im ersten Augenblick auch folgerichtig zu sein. Jedoch sprechen zwei Gründe dagegen:
- bei genügender Beherrschung der Verbandtechnik ist ein Eingriff in die Blutgerinnung gar nicht notwendig.
- jeder Eingriff in die Blutgerinnung – also auch die Behandlung mit Antikoagulantien – führt einen unphysiologischen Zustand beim Patienten herbei.

Dagegen ist diese kombinierte Behandlung dort notwendig und hat sich bei den Patienten bewährt, die wegen einer anderen Erkrankung (Herzklappenfehler, künstliche Herzklappe oder kompensierter arterieller Verschluß) bereits unter Antikoagulantien stehen. Dies sind immerhin ca. 1 % der anfallenden akuten Thrombophlebitiden bzw. Phlebothrombosen.

Genauso zahlreich wie die absoluten und relativen Kontraindikationen bei der Behandlung mit Antikoagulantien sind auch die Komplikationen, die während der Kombinationsbehandlung auftreten können. Man sollte daher Antikoagulantien nur für die Fälle bereit halten, bei denen eine Verbandbehandlung aus technischen Gründen nicht durchführbar ist (z. B. bei einer Beinfraktur). In verstärktem Maße gilt dies für die Medikamente, die eine Thrombolyse bewirken sollen.

## Kompressionsverbände

Die Behandlung mit Kompressionsverbänden muß auch heute noch als ideale Behandlungsmethode für praktisch alle Venenerkrankungen angesehen werden.

Durch einen kunstgerecht angelegten Kompressionsverband wird nicht nur die unmittelbar erkrankte Stelle isoliert behandelt. Die Wirkung erstreckt sich auf das gesamte Venensystem der unteren Extremitäten und die physiologische Zirkulation in dem betreffenden Abschnitt und im ganzen Bein. Die Verbandbehandlung wird auf jeden Fall über das erkrankte Gebiet proxymal hinauf bis weit ins Gesunde geführt. Darum wird bei der Thrombose im Unterschenkel (auch wenn sie noch so klein ist und distal liegt) ein *vollständiger Unterschenkelverband* angelegt; denn die Wirkung kommt erst durch

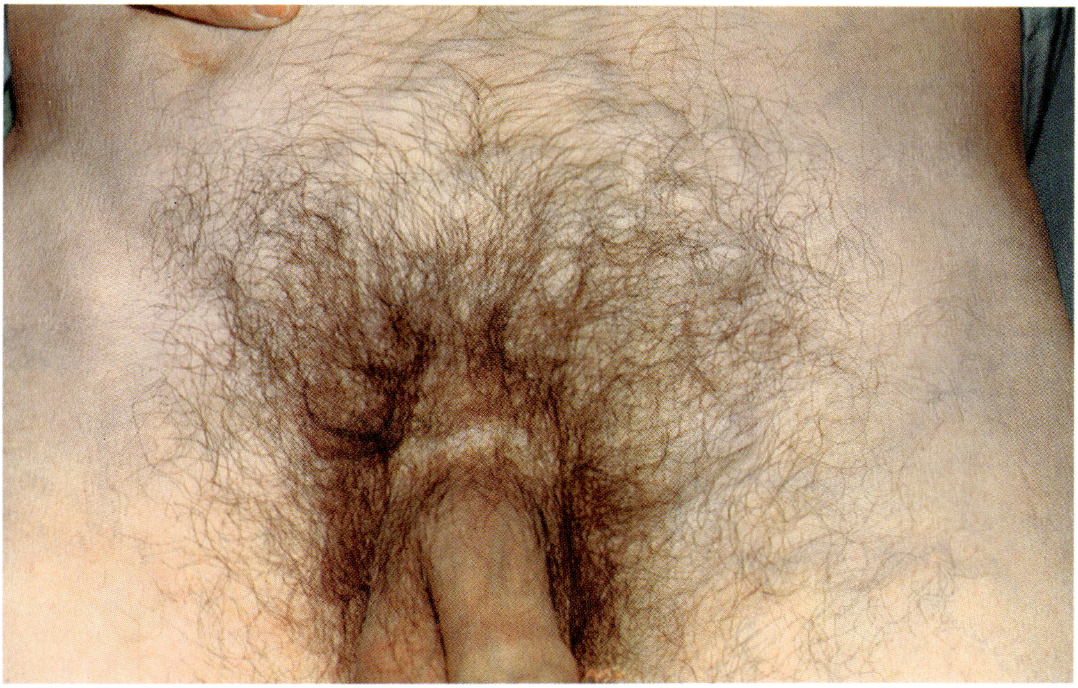

**Abb. 4 Bauchdeckenvarizen ca. 10 Jahre nach Femoralis- und Beckenvenenthrombose.**

das Zusammenspiel des Kompressionsverbandes mit der sich bewegenden Wadenmuskulatur zustande. Reicht die Thrombose in die Nähe des Kniegelenkes, dann muß auch ein Knieverband die Behandlung einleiten. Notfalls muß selbst der ganze Oberschenkel in den Verband mit einbezogen werden.

Dieser Bereich, das trigonum femorale, ist sowohl für die Diagnosestellung als auch für die Behandlung von großer Wichtigkeit. Hier verläuft die V. femoralis zwischen dem M. sartorius und dem ligamentum inguinale so oberflächlich, daß bei ihrer Erkrankung durch Palpation festgestellt werden kann, wie weit sie von der Thrombose ausgefüllt ist. Ihre Lokalisation ist durch die Pulsation der Arteria femoralis, die direkt lateral daneben liegt, leicht festzustellen. Dies ist auch der Punkt, wo noch therapeutisch durch den Kompressionsverband eingegriffen werden kann, um das Fortschreiten einer Thrombose zu verhindern.

Die Thrombosen oberhalb dieser Stelle (im Beckenbereich) treten praktisch immer erst nach *langer Krankheit* und *langer Immobilisation* des Patienten auf. Sie gehören somit in den Therapiebereich der Klinik. Beckenvenenthrombosen, die in der Praxis zu sehen sind, sind in der Regel *lange vorher durch Immobilisation oder sofort im Becken* durch einen raumfordernden – zumeist malignen – Prozeß entstanden (Abb. 4–6).

## Die physiologische Wirkung des Knieverbands

Der *schwierigste Teil in der Kompressionsbehandlung ist der Knieverband,* sowohl in der Technik des Verbandes als auch in der Diagnosestellung. Diese Regio genus posterior

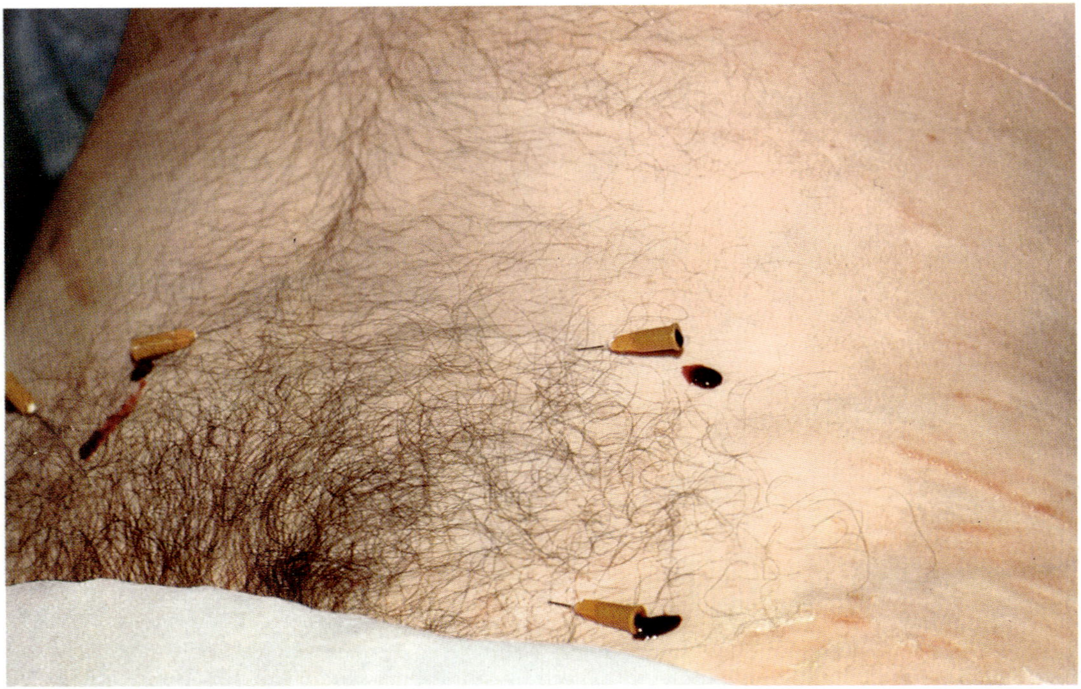

**Abb. 5** Fall von Abb. 4. Verödung der Varizen und Kompressionsbehandlung.

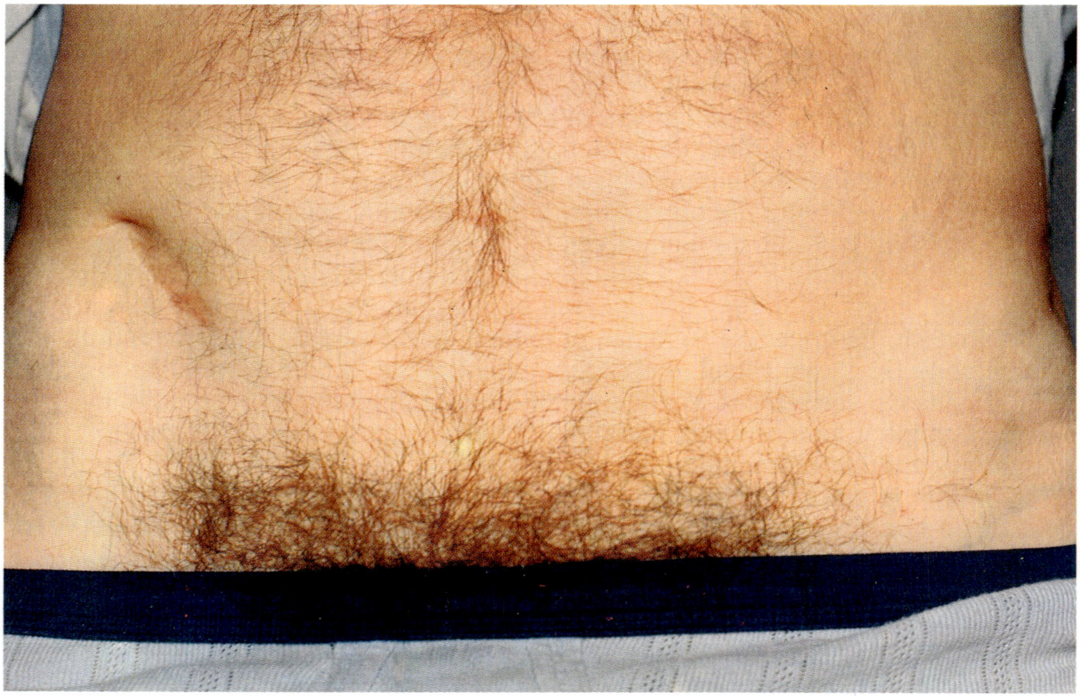

**Abb. 6** Fall von Abb. 4 und 5 ein Jahr nach der Verödung.

(Fossa poplitea) ist nicht nur die „Achillesferse“ der gesamten Verbandsmethode (weil der wirksame Kniegelenkverband etwas schwerer anzulegen ist), sondern auch die Diagnosestellung der Thrombose in diesem Bereich bereitet mehr Schwierigkeiten als die einer Thrombose im Unter- oder Oberschenkelbereich. Der Grund ist in der Topographie dieser Stelle zu suchen:

Die rautenförmige Kniekehle (durch die Anordnung der Muskelgruppen bedingt) wird durch die derbe Fascia poplitea abgeschlossen. Hier durchsetzt die V. saphena parva, in Begleitung des N. suralis diese Faszie und mündet in die V. poplitea ein. Der oberflächliche Verlauf des N. peronaeus hinter dem Fibulaköpfchen ist wegen möglicher Druckschädigung zu beachten. Die fünf Venen (Vv. genus superior und inferior lat. und med. sowie die unpaare V. genus med.) die aus diesem Bereich in die V. poplitea einmünden, werden bei einer Thrombose in diesem Bereich ebenfalls gestaut.

Werden diese kleinen Gefäße selbst von einer Thrombophlebitis erfaßt, so kommt es infolge ihrer anatomischen Lage zu schmerzhaften Entzündungen des Kniegelenkes und der Muskelansätze am Kniegelenk und damit zur Bewegungseinschränkung. Es zeigt sich das Bild einer *akuten Kniegelenksentzündung* (Pseudoarthritis thrombophlebitica), die jeder einseitigen, antiphlogistischen Therapie trotzt und nur auf eine zusätzliche Kompressionstherapie sofort anspricht.

Da diese Gefäße sehr klein sind, sind sie einerseits *schwer tastbar,* andererseits kommt es am Beginn der Erkrankung nur zu einer *geringen Stauung.* Dazu werden die Einmündungsstellen dieser Venen in die V. poplitea von der derben Faszie dorsal überdeckt, so daß eine Diagnose immer schwierig ist. Auch dem auf diesem Gebiet erfahrenen Arzt wird die Diagnose erst durch die Wirkung des Kompressionsverbandes und der antiphlogistischen Mittel (also ex juvantibus) bestätigt.

Diese Erkrankung ist relativ selten, kommt aber doch immer wieder vor. Sie ist gegebenermaßen schwer erkennbar. Erleichterung für den Patienten bringt als richtige Behandlung erst der Kompressionsverband.

Bei einer Thrombose im Oberschenkel ist außer am Oberschenkel auch ein Unterschenkel- und Knieverband anzulegen. Der Oberschenkelverband muß den ganzen Oberschenkel unter Einschluß des Trigonum femorale umfassen.

Die auf Phlebogrammen in 51 Fällen beruhende Behauptung amerikanischer Wissenschaftler, Knie- und Oberschenkelverbände verursachten erst Stauungen und Thrombosen unterhalb dieser Verbände (diese Verbände hatten jedoch nur den venösen Kreislauf unterbunden, so daß es zu Thrombosen kommen mußte) widerlegt eine in der Praxis Dr. *Lauff* (Wiesbaden) angefertigte Statistik:

1970 Gesamtzahl der Knie- und Oberschenkelverbände: 246 Patienten

Thrombophlebitis: 126 Patienten
- 39 Oberschenkelverbände (9 wegen Phlebothrombosen der V. femoralis)
- 87 Knieverbände

Varizenverödung: 120 Patienten
- 31 Oberschenkelverbände,
- 89 Knieverbände

In keinem dieser Fälle wurde der Rückfluß des Blutes in die Vene behindert, sondern wegen der Beseitigung der bestehenden Hämostase wurde in allen Fällen der physiologische Zustand wiederhergestellt. Diese Tatsache braucht man phlebographisch nicht zu bestätigen, die Statistik spricht für sich. Abgesehen davon, daß ein Verband, der den venösen Rückfluß in irgendeiner Weise behindert, sehr bald wegen der auftretenden Beschwerden vom Arzt oder vom Patienten selbst entfernt werden müßte.

**Die Technik des Knieverbandes**

Die Beschreibung der Verbandstechnik und die zugehörigen Abbildungen 7 – 15 sollen dem Anfänger über die ersten Schwierigkeiten hinweghelfen und die bestehende Scheu vor Verbänden überwinden.

Der Behandlung der Thrombose entsprechend wird mit der Beschreibung des Knieverbandes begonnen. Erst dann kann der Verband individuell bis zum trigonum femorale erweitert und schließlich der entsprechende Unterschenkelverband angelegt werden. Seine Beschreibung ist dem Kapitel „Ulcus cruris“ vorbehalten.

Der Knieverband wurde früher mit einer Elastoplastbinde (6 cm breit, 2,5 m lang) ausgeführt. Da diese Binde eine Kautschukklebemasse hatte, kam es öfters zu Allergiereaktionen, die mitunter Schwierigkeiten verursachten. Heute besteht die Klebemasse aus einer Kunststoffschicht (Acrylatklebemasse), so daß keinerlei allergische Reaktionen mehr auftreten.

*Verband am linken Knie.* Der behandelnde Arzt ist *Rechtshänder*: Zuerst wird ein Schaumstoffstück in Form, Stärke und Größe individuell dem Patienten angepaßt und in ein Stück Mull eingewickelt, damit der Schaumstoff nicht direkt auf die Haut kommt. Dieses Stück legt man dem Patienten, der es selbst festhalten kann (Abb. 7) in die Kniekehle. Hilfspersonal ist nicht erforderlich. Jetzt wird mit der Acrylastikbinde von medial nach lateral eine Handbreit unter dem leicht gebeugten Kniegelenk mit einer einfachen Rundlage begonnen. Dabei wird das vorbereitete Schaumstoffstück ca. 3 mm überdeckt und dadurch schon fixiert (Abb. 8). Dann wird von derselben Stelle aus die zweite Schleife über das mediale Kniegelenksband steil nach oben lateral geführt (Abb. 9), endlich hinten herum um eine ganze Umdrehung (dabei wird das Schaumstoffkissen von oben her ebenfalls einige Millimeter von der Binde erfaßt und damit endgültig fixiert). Weiter geht es von medial nach unten lateral, das mediale Kniegelenksband und den ersten Acrylasticbindestreifen kreuzend (Abb. 10). Jetzt folgt oberhalb des ersten Rundganges eine ebensolche zweite Schleife (wobei diese die erste um ca. die Hälfte überdeckt), um wieder von medial nach lateral oben zu gelangen (Abb. 11). Nun wird von dieser Stelle eine transversale Schleife (nur tiefer als die erste) wiederholt. Dadurch werden sich die unteren und oberen Acrylasticbindestreifen in der Kniekehle nähern und nach einer dritten Lage „beinahe“ zusammentreffen (Abb. 12). Reiben der Verbandsränder und Verletzungen der Haut sind durch das darunterliegende Schaumstoffkissen nicht möglich. Vielmehr muß auch der Acrylasticbinderand an dieser Stelle besonders fest und die Kompression auch im acrylasticfreien Raum gewährleistet sein (Abb. 13). Es bleibt dadurch vom lateralen Rand der Kniescheibe über das laterale Kniegelenksband bis zum medialen Kniegelenksband ein verbandsfreier Raum. An dieser Stelle ist die Kompression geringer (Abb. 14), wodurch die Funktion des Gelenkes gut erhalten bleibt. Der Unter- und der Oberschenkelverband sind durch den Knieverband, und zwar in ihrem medialen Bereich direkt miteinander zu einer funktionellen Einheit gekoppelt.

*Verband am rechten Knie:* Um den Verband nach dieser Beschreibung am rechten Knie durchzuführen, müßte der Behandelnde Linkshänder sein. Vom

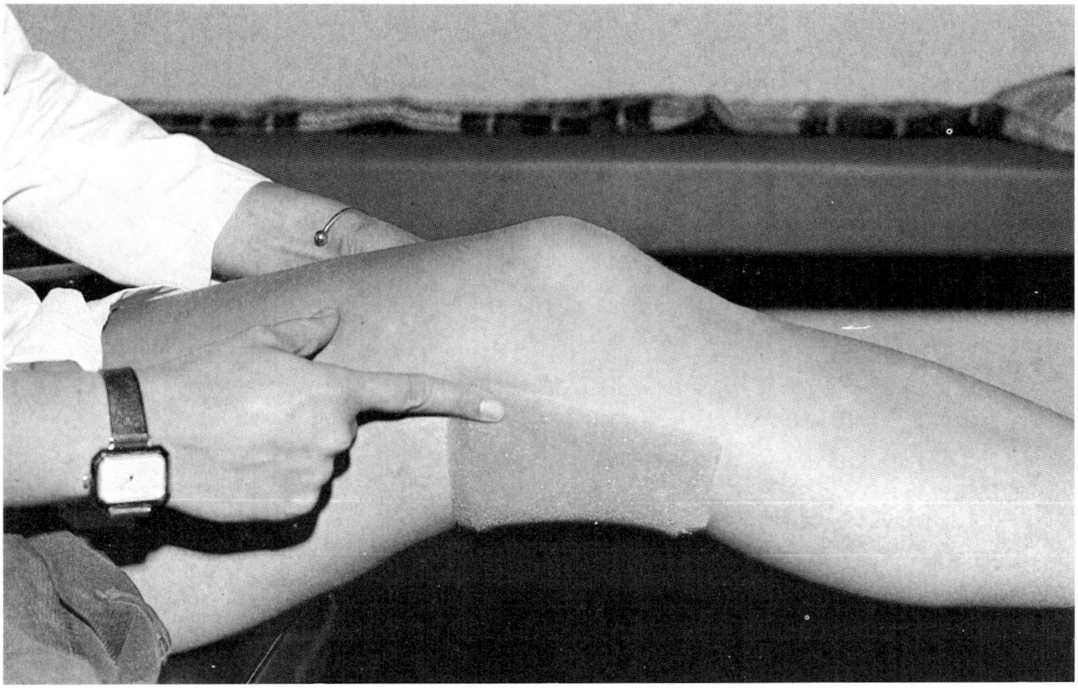

Abb. 7 Anlegen des Knieverbandes.

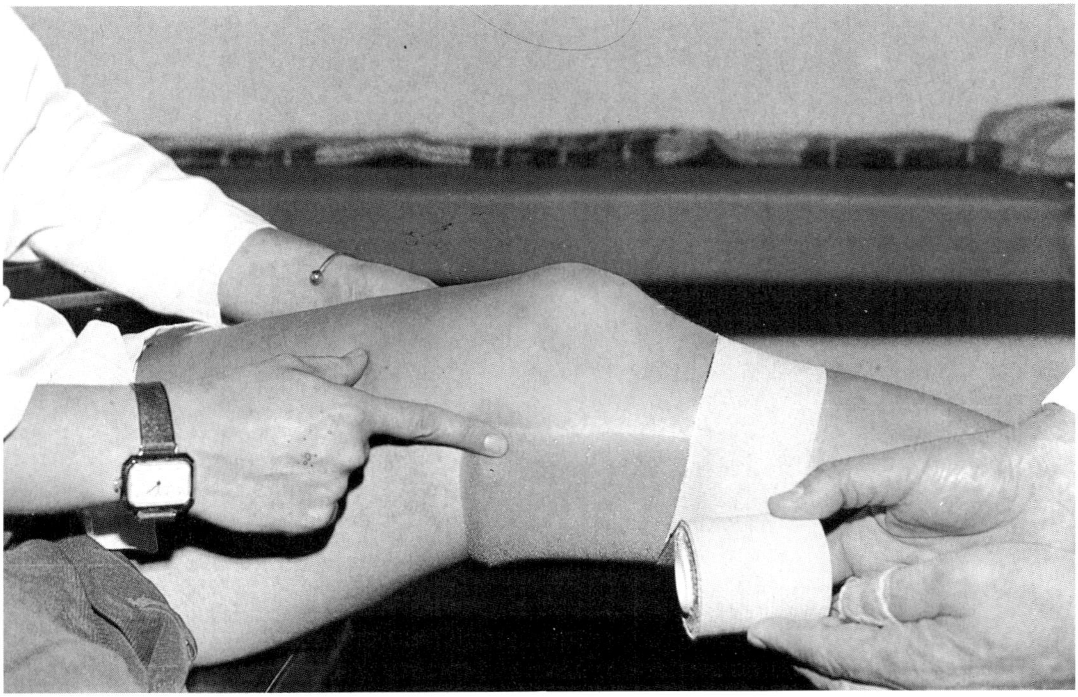

Abb. 8 Anlegen des Knieverbandes.

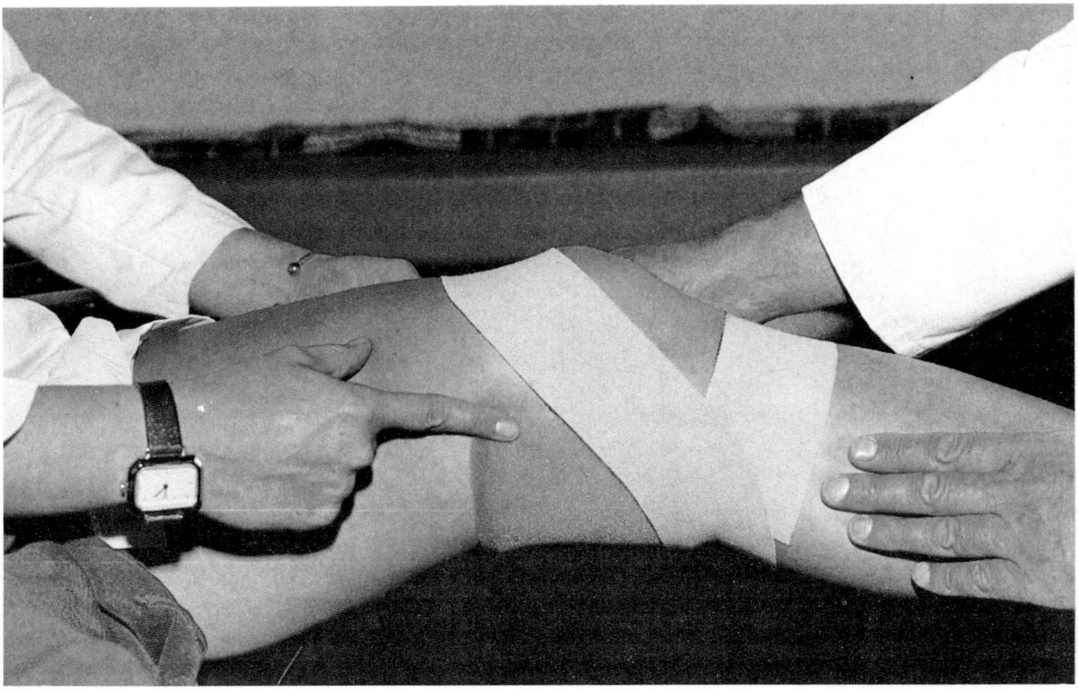

Abb. 9 Anlegen des Knieverbandes.

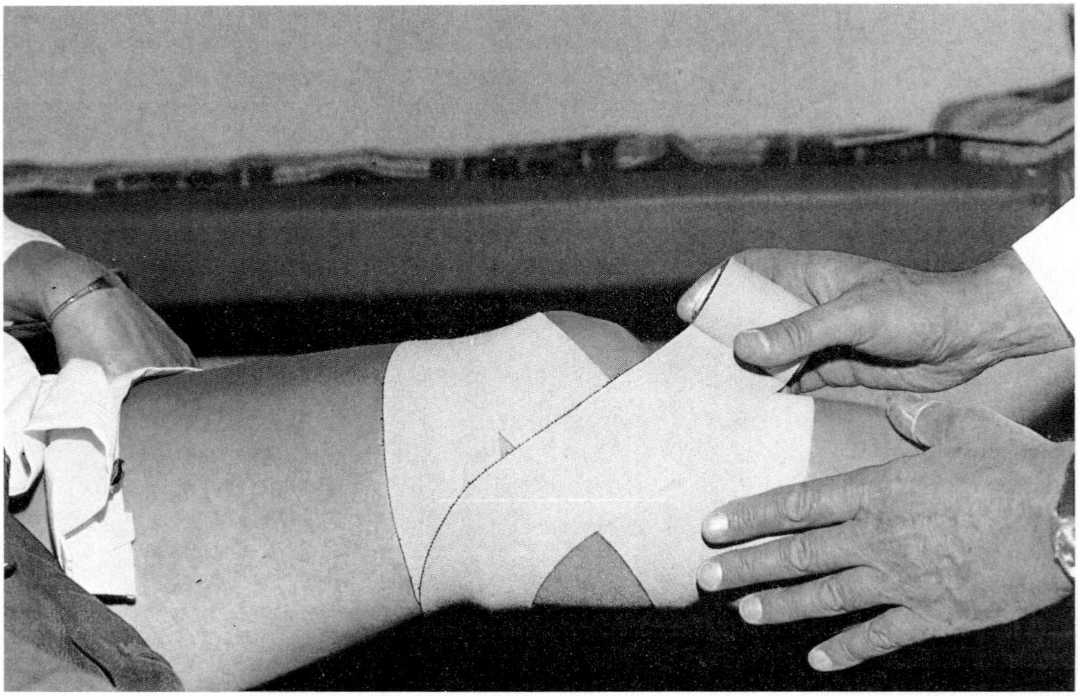

Abb. 10 Anlegen des Knieverbandes.

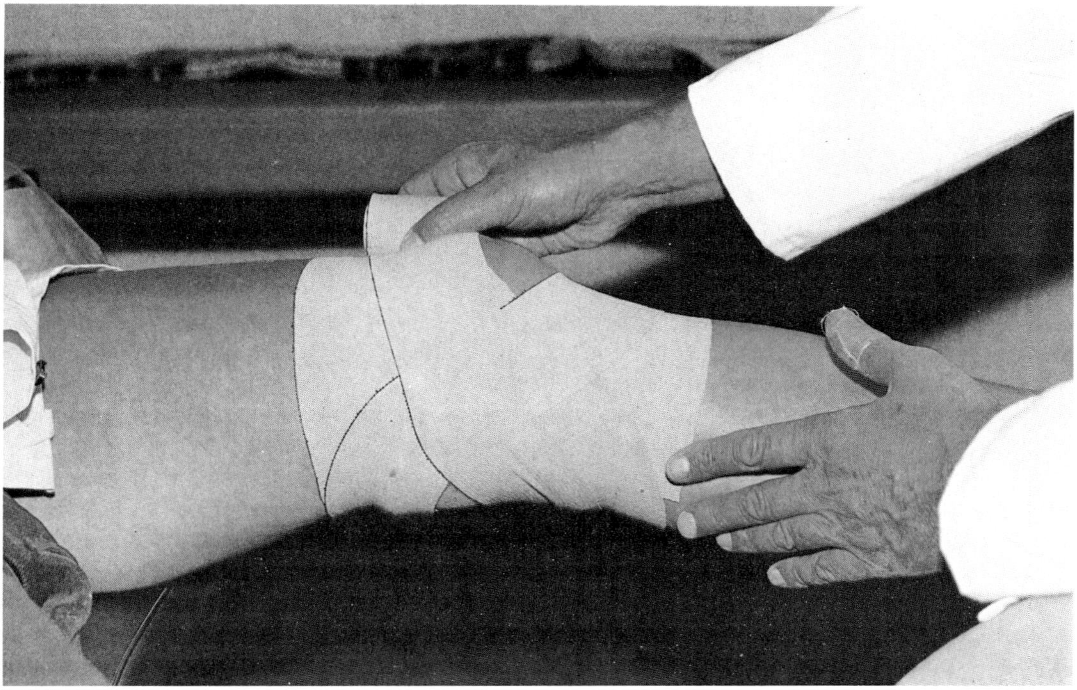

Abb. 11 Anlegen des Knieverbandes.

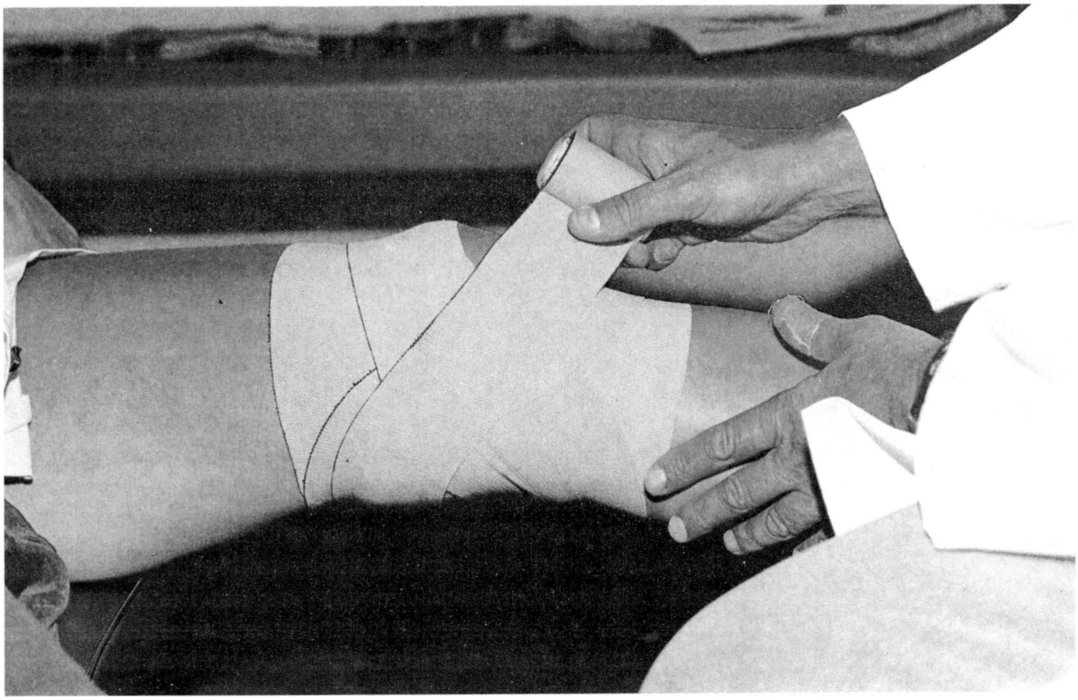

Abb. 12 Anlegen des Knieverbandes.

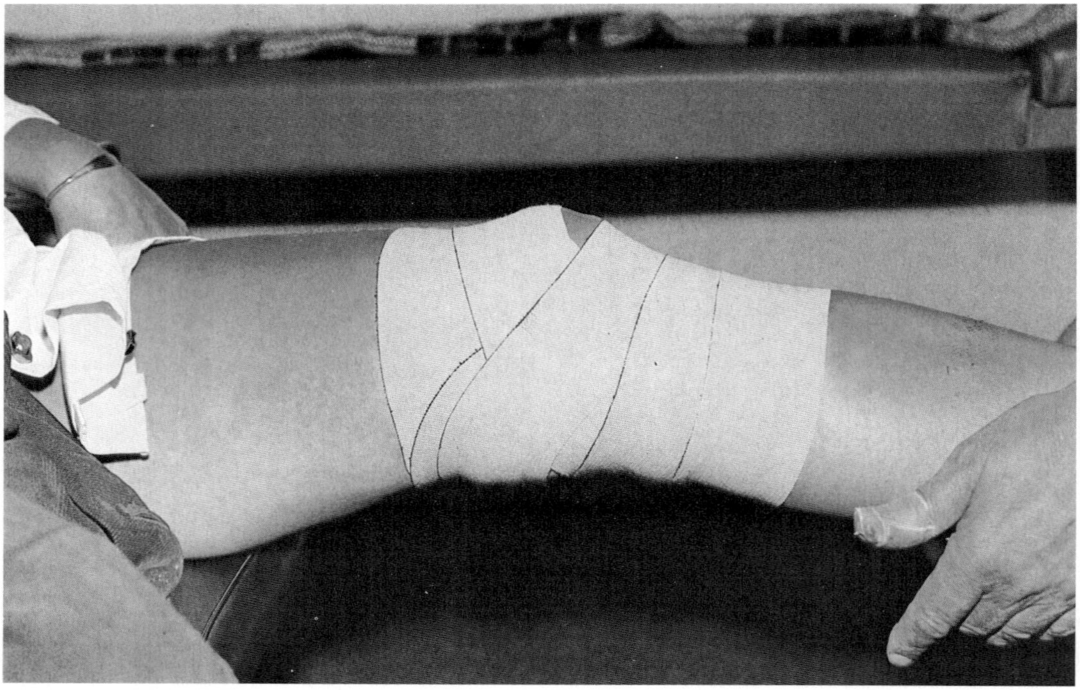

Abb. 13 Fertiger Knieverband, medial.

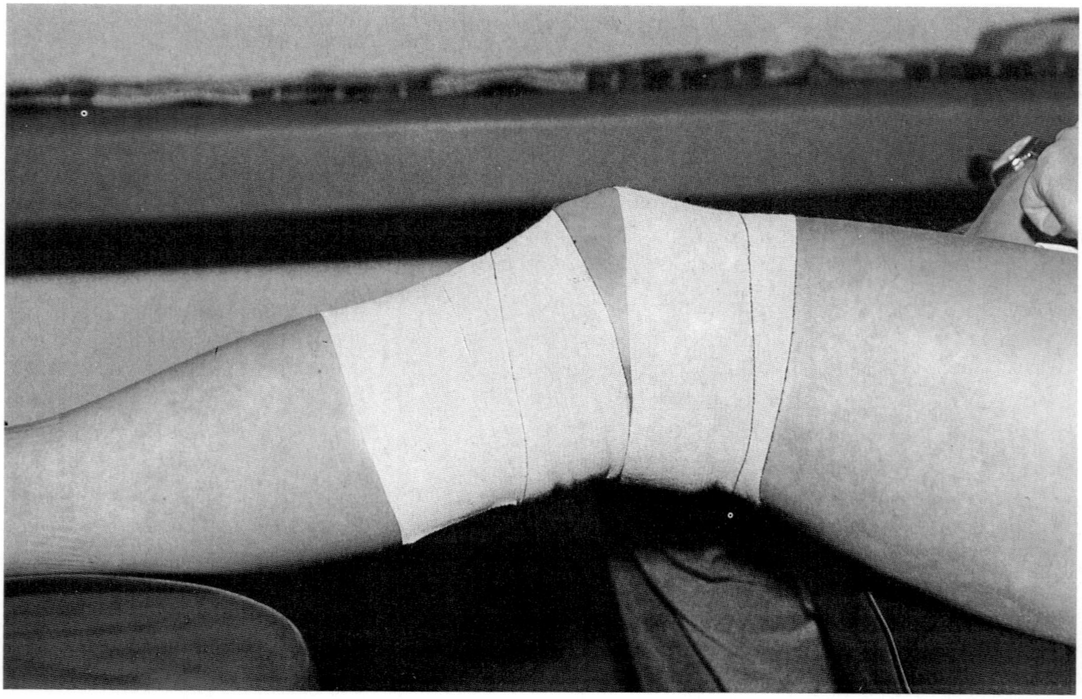

Abb. 14 Fertiger Knieverband, lateral.

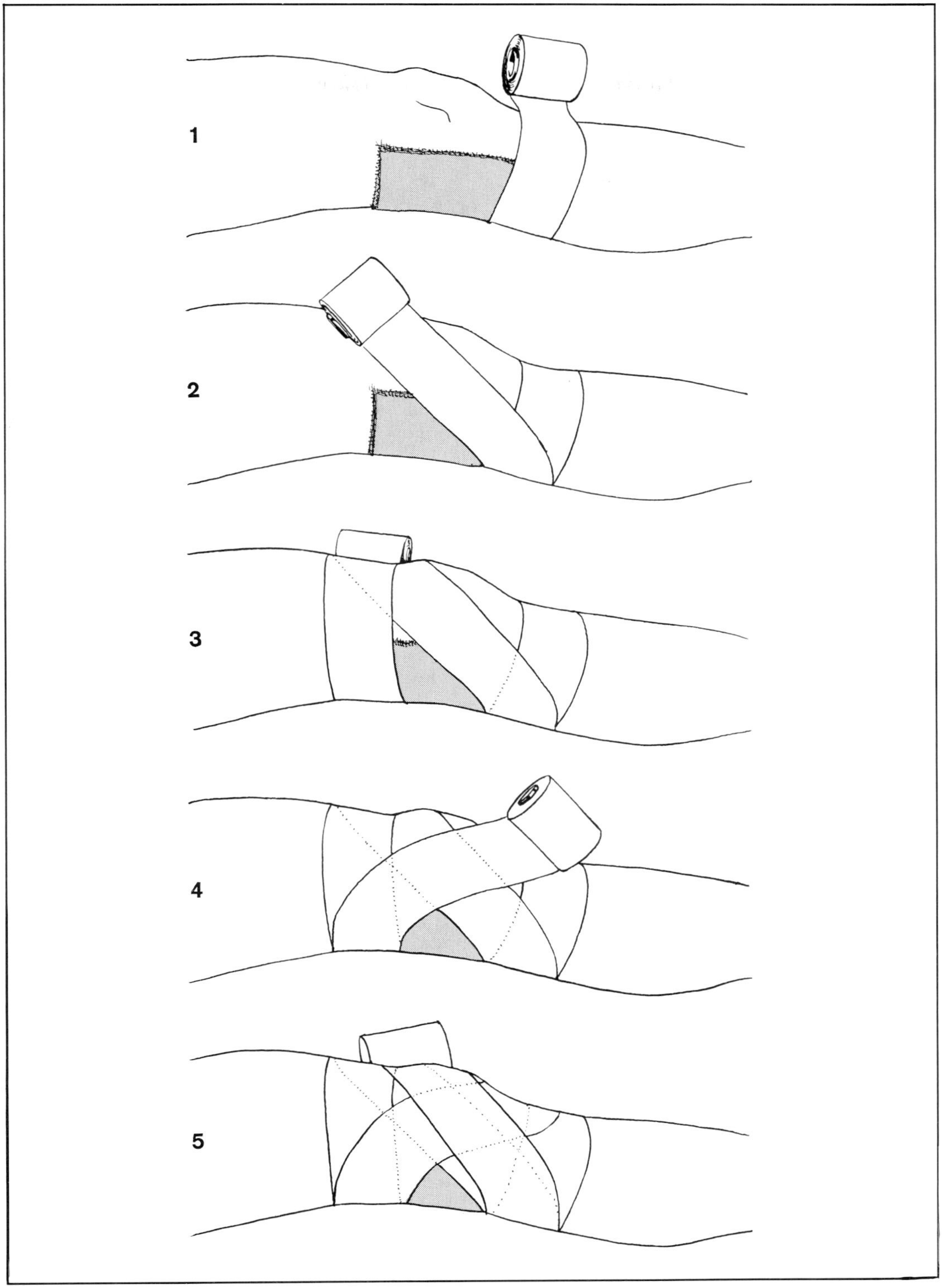


**Abb. 15a** Anlegen des Knieverbandes. Übersicht.

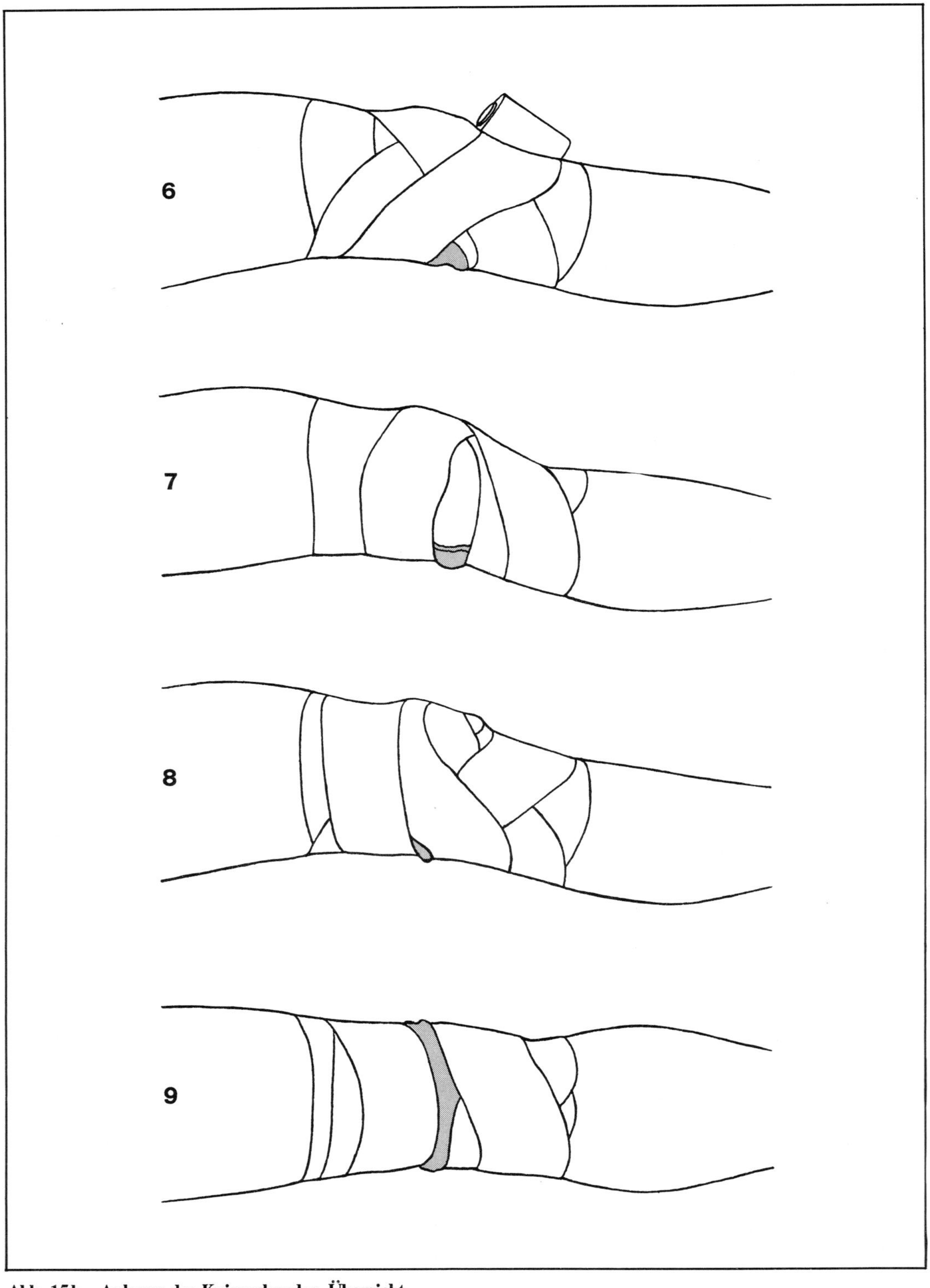


Abb. 15b Anlegen des Knieverbandes. Übersicht.

Rechtshänder wird der Verband genauso *von links nach rechts* gewickelt, nur *von lateral nach medial* und auch hier werden sich die Acrylasticbindeschleifen über dem medialen Kniegelenksband kreuzen.

Den Oberschenkelverband oberhalb des Knieverbandes direkt weiterzuführen ist einfach. Es werden die Acrylasticschleifen von medial nach lateral etwas schräg nach oben geführt. Soll der Verband z. B. nur eine Thrombophlebitis der S. magna komprimieren, dann genügt ein Aneinanderreihen der Acrylasticschleifen so, daß sie sich nur wenige Millimeter überdecken.

Jedoch schon nach einer Verödung der S. magna am Oberschenkel muß eine Acrylasticschleife die nächste bis zur Hälfte überdecken. Der Verband wird entsprechend fester und kompakter, so daß er nicht nachgibt und kein Blut in die verödete Vene zurückfließen kann.

Werden jeweils ⅔ der vorherigen Schleife überdeckt, so wird die Verbandschicht dreifach und entsprechend fester. Die Verbände werden also durch ihre „Kompaktheit" und nicht durch maximales Anziehen fester. Diese Art von Oberschenkelverband ist bei der Femoralisthrombose immer notwendig.

Die Technik dieser Verbände hat im Laufe der Jahrzehnte ihrer Anwendung nur unwesentliche Veränderung erfahren. Sie ist in der Hauptsache durch neuere und verbesserte Materialien bedingt. Um seinen Zweck zu erfüllen, darf das Verbandsmaterial nicht (oder nur wenig) dehnbar sein. Am Unterschenkel ist dies durch den Stärkeverband zu erreichen, im Knie- oder Oberschenkelbereich durch die an sich dehnbare Acrylasticbinde, die, wenn sie maximal vorgedehnt wird, die Eigenschaft einer starren Binde übernimmt. *Es kommt auf die maximale Dehnung der Acrylasticbinde an, nicht auf die maximale Kompression durch diese Binde.*

Der Verband soll das gesamte Venennetz des Beines verengen. Er darf sich nicht mehr elastisch ausdehnen, damit sich die erkrankte und jetzt zur Norm komprimierte Vene nicht wieder weiten kann.

Durch diese Methode wird mit Sicherheit erreicht:

– Der Thrombus wird fixiert und die Emboliegefahr beseitigt.

– Das Wachsen des Thrombus wird durch Anlagerung weitgehend verhindert. Ein Übergreifen auf gesundes Venengebiet unterbleibt.

– Ein bereits bestehendes Ödem wird beseitigt.

– Die Kreislauffunktion wird durch die Kompression und Muskelbewegung in idealer Weise wiederhergestellt. Dabei ist es besonders wichtig, daß die Strömungsgeschwindigkeit, vor allem in den tiefen Venen, schlagartig zunimmt.

– Die Entstehung eines postthrombotischen Syndroms in allen seinen Äußerungsformen wird verhindert.

Die Entzündung kann zwar in der phlebitisch veränderten Venenwand eine Zeitlang fortbestehen und sich unter Umständen etwas weiter ausbreiten, doch kommt es in der kunstgerecht komprimierten Vene zu keiner lebensgefährlichen Thrombusbildung mehr. Die erkrankten Venen werden rasch wieder rekanalisiert und Störungen am Klappenapparat (wenn sie überhaupt erst auftreten sollten) kommen nur in einem ganz beschränkten Gebiet der erkrankten Vene vor.

Schließlich ist die subjektive Erleichterung für den Patienten zumeist außerordentlich überraschend. Die Schmerzen verschwinden oft noch während der Behandlung oder werden wenigstens wesentlich geringer. Gerade dadurch wird das Zutrauen zur Methode gewonnen und die weitere Behandlung erheblich erleichtert.

# 2 Das post-thrombotische Syndrom

# Definition

Das postthrombotische Syndrom ist der Zustand, der nach einer Phlebothrombose bzw. nach einer Thrombophlebitis zurückbleibt.

Wenn man sich die Anatomie der Venen der unteren Extremitäten in Erinnerung ruft und dabei besonders berücksichtigt, daß das tiefe und oberflächliche Venensystem miteinander an jeder Stelle in Verbindung stehen (Vv. perforantes) und auch noch die oberflächlichen Venen untereinander verbunden sind, dann ist leicht vorstellbar, welche Schäden an einem solchen System zurückbleiben und welche pathologischen Zustände sich permanent bilden können. Je nachdem, ob eine oder mehrere Venen betroffen wurden, ob sie aus dem tiefen oder dem oberflächlichen System stammen, oder ob beides zusammentrifft: die zurückbleibenden Krankheitsbilder und Beschwerden sind sehr verschieden und verändern sich mit der Zeit ständig.

# Symptome

Das postthrombotische Syndrom ist als Kapitel weder vollständig zu beschreiben noch in Bildern „typisch“ darzustellen. Hier gilt es, Anatomie, Pathologie und funktionelle Pathologie zu erkennen und die notwendigen Maßnahmen zu ergreifen, auch die notwendigen diagnostischen Hilfsmittel hinzuzuziehen, um jeden einzelnen Fall individuell aufzuklären. Mit einigen allgemeinen Beispielen wird der Versuch unternommen, dies klarer zu machen, d. h. eigentlich mehr „Denkanstöße“ zu geben.

Der akute, plötzliche, fulminant auftretende *Verschluß sämtlicher tiefen Venen und der großen oberflächlichen* (Phlegmasia caerulea dolens) *der unteren Extremitäten wird* – wenn das Bein überhaupt gerettet werden kann – *die größten Störungen hinterlassen.* In diesem Rahmen soll darüber nicht gesprochen werden, weil ein solcher Verschluß sehr selten auftritt.

Sind jedoch einzelne Venen betroffen (Abb. 16 – 24), so wird der zurückbleibende Schaden vom Sitz der Thrombose (tiefe oder oberflächliche Venen), von deren Ausmaß und der begleitenden Entzündung abhängen. Die Kardinalfrage mit enormen Folgen ist: Bleibt die thrombosierte Vene verschlossen oder wird sie – und wie schnell – rekanalisiert. *Je schneller die Rekanalisation vonstatten geht, desto schneller geht auch die Entzündung zurück und keine – oder nur wenige – Klappen werden zerstört.* In diesem Fall kann man von einer richtigen Heilung, einer richtigen Wiederherstellung (restitutio ad integrum) sprechen. Bleiben aber die Vene oder die Venen verschlossen oder wurden alle Klappen zerstört, so entsteht im Einflußgebiet der verschlossenen Vene eine Stauung. Sie hängt nicht nur von der zerstörten Abflußmöglichkeit ab (denn ein Teil wird über andere, entsprechende Venen ihr Blut abführen können, auch über oberflächliche), sondern auch von den vorhandenen gesunden Venen. Es kann aber der Moment kommen, wo diese bisher gesunden Venen entweder durch Überlastung oder fortschreitende Degeneration ihre Aufgabe nicht mehr erfüllen können und selbst erkranken (z. B. varikös entarten) und das Blut sich an dieser Stelle selbst staut.

So könnte man praktisch unendlich lange fortfahren, doch so entstehen dann Begriffe, die das in der Phlebologie z. T. herrschende „terminologische Babylon“ verursachen oder vergrößern.

Der Patient selbst merkt zumeist nichts von den krankhaften Veränderungen. Bis zur klinischen Manifestation vergeht mehr oder weniger Zeit, die von Intensität, Sitz und Ausbreitung der ursächlichen Thrombose abhängig ist (einige Wochen bis mehrere Jahre).

So entstehen *Ödeme, Indurationen, Hautveränderungen* in Form von verstärkter Pigmentierung, *Dermatitiden, ekzemartige*

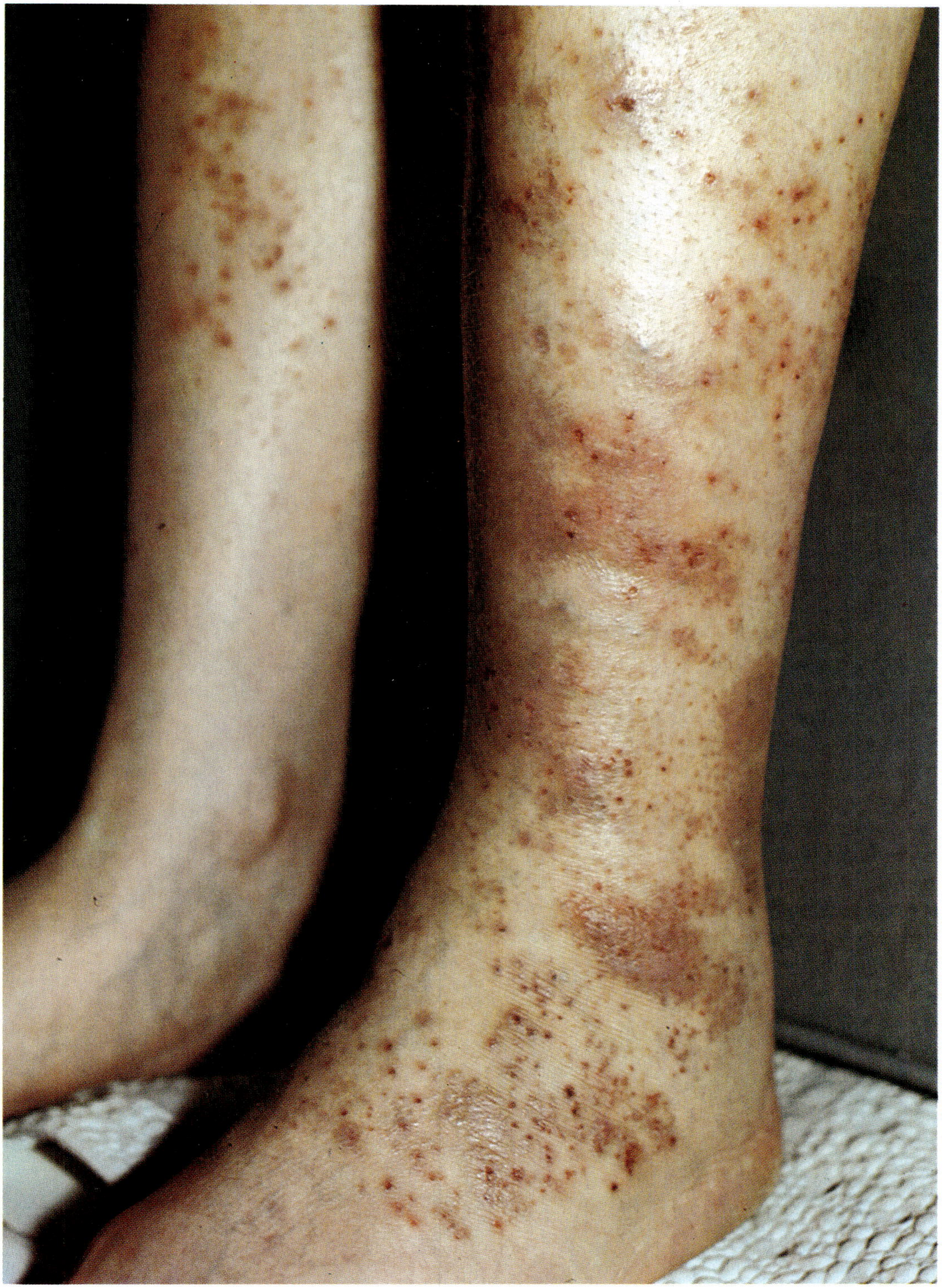

Abb. 16 Fall 4. Chronisches (therapieresistentes) Unterschenkelekzem.

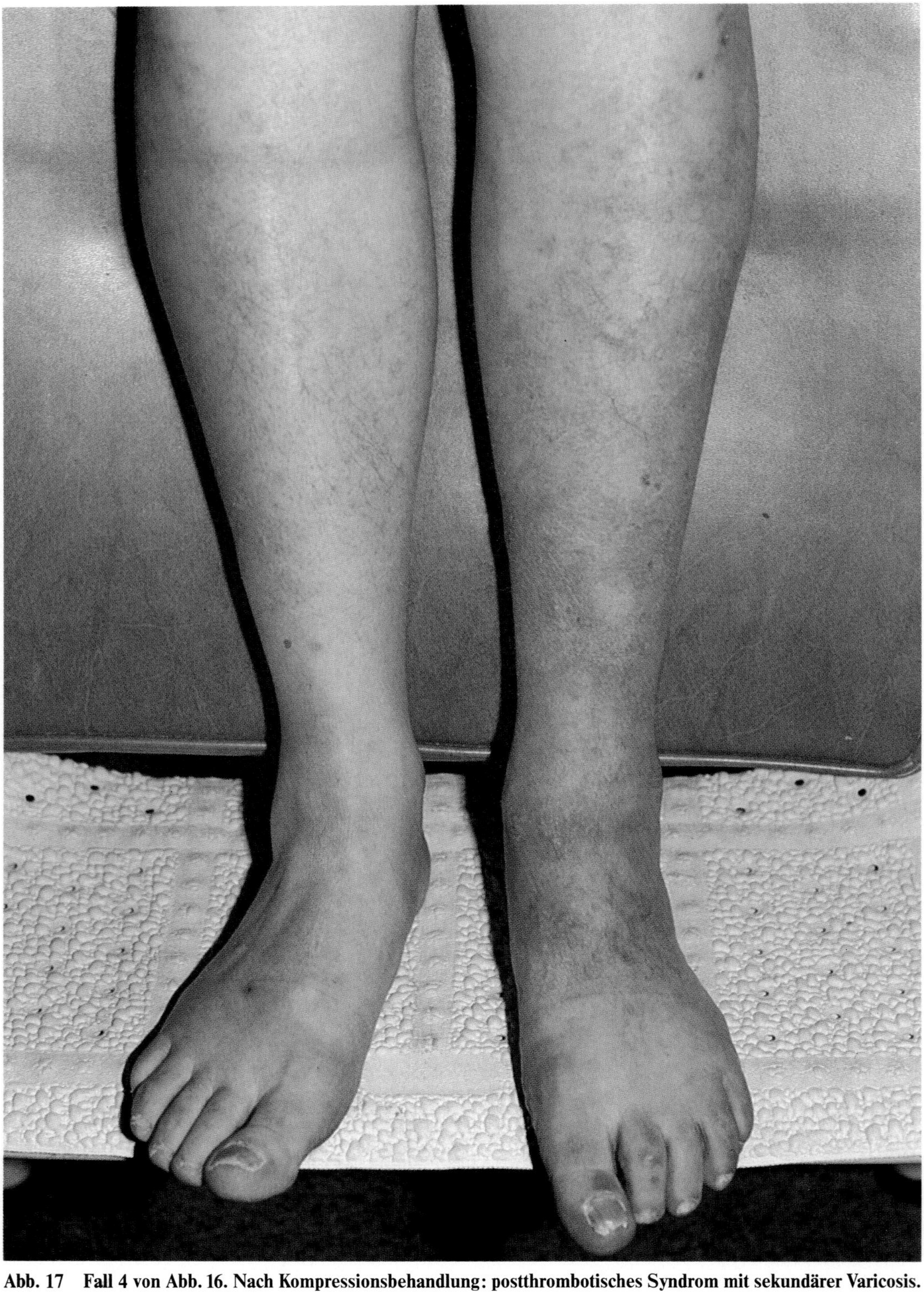

**Abb. 17** Fall 4 von Abb. 16. Nach Kompressionsbehandlung: postthrombotisches Syndrom mit sekundärer Varicosis.

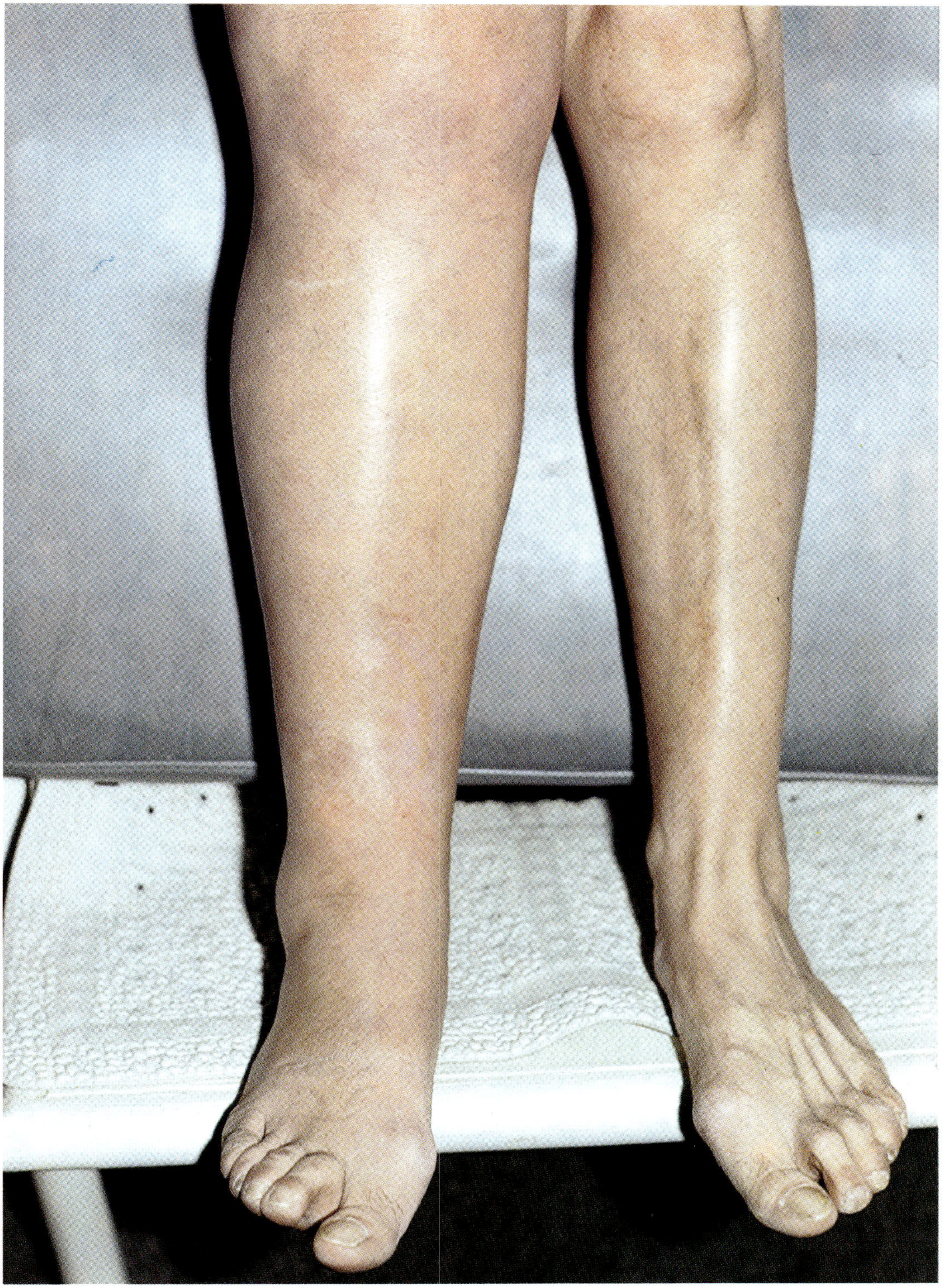

**Abb. 18** Fall 5. Postthrombotisches Syndrom und Lymphstauung bei Cervix-Ca.

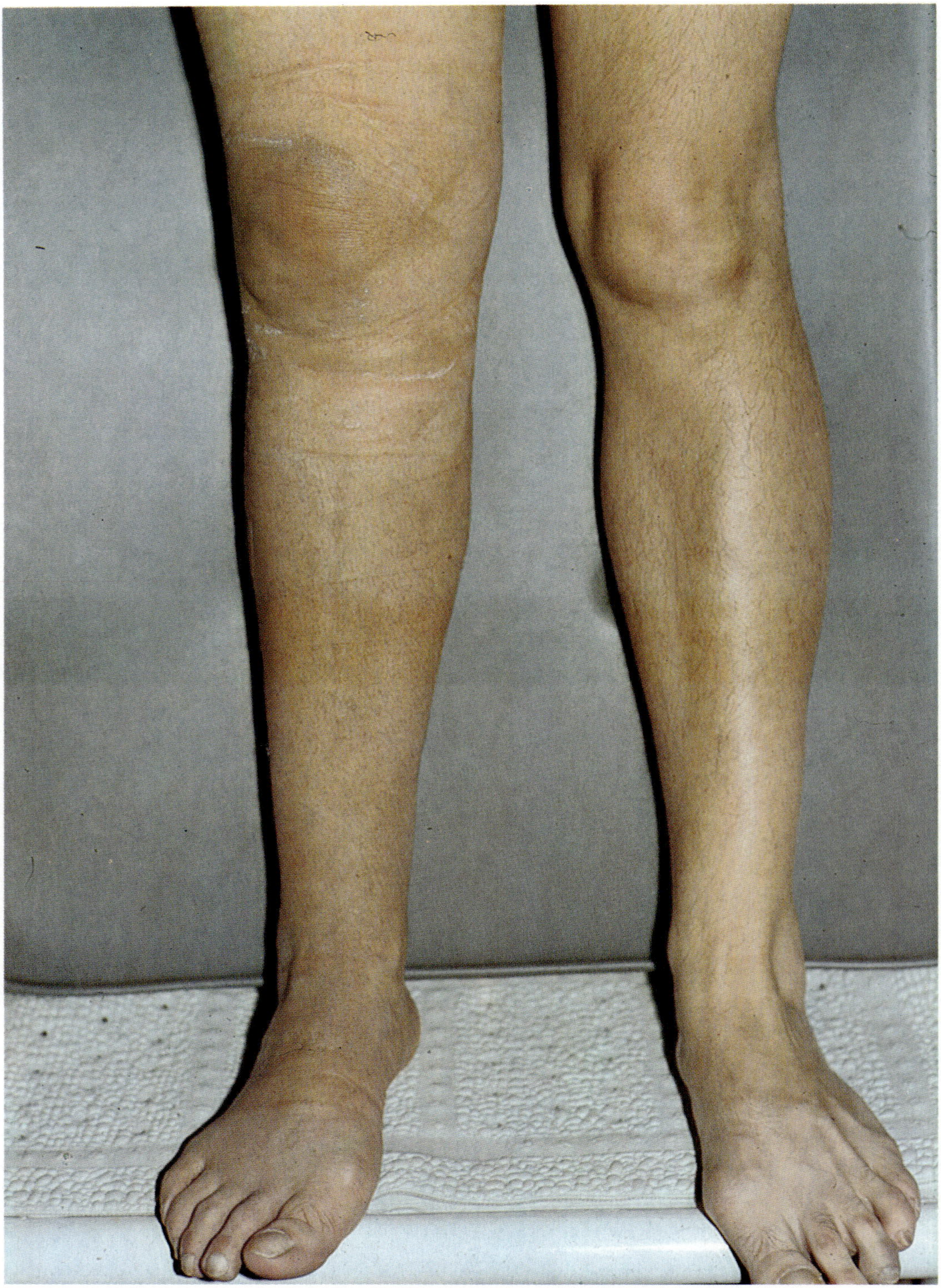

**Abb. 19** Fall 5 von Abb. 18. Die Beseitigung der Stauungen durch Kompressionsverbände.

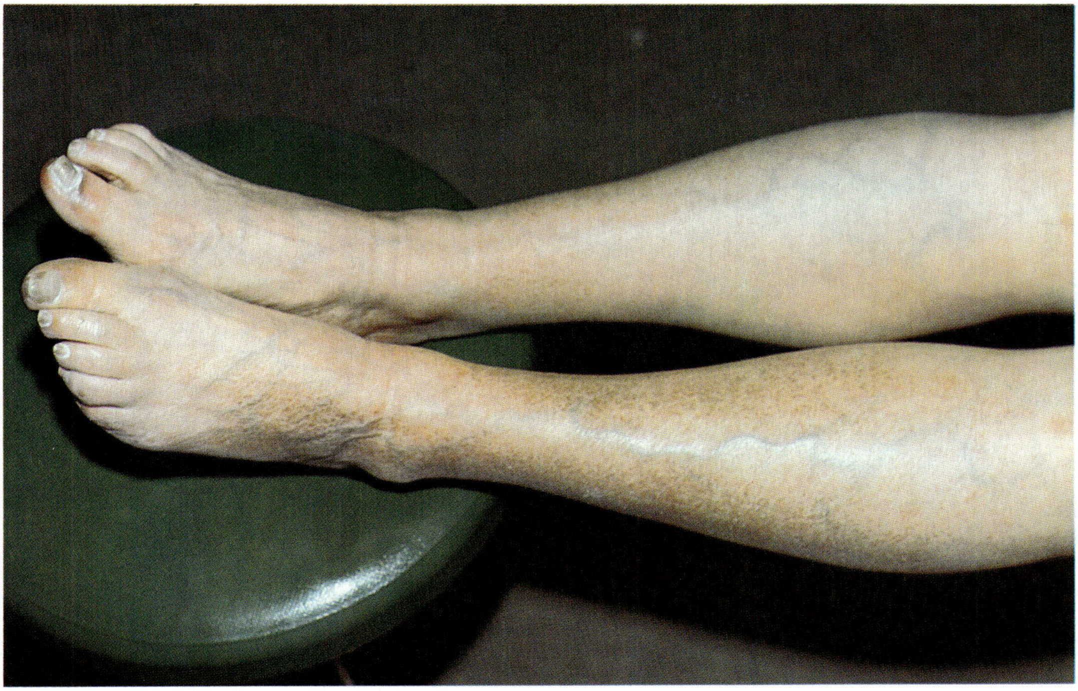

**Abb. 20** Fall 6. Postthrombotisches Syndrom links. Blutung im kapillaren Bereich der Zehen und Nekrose bei Markumarbehandlung.

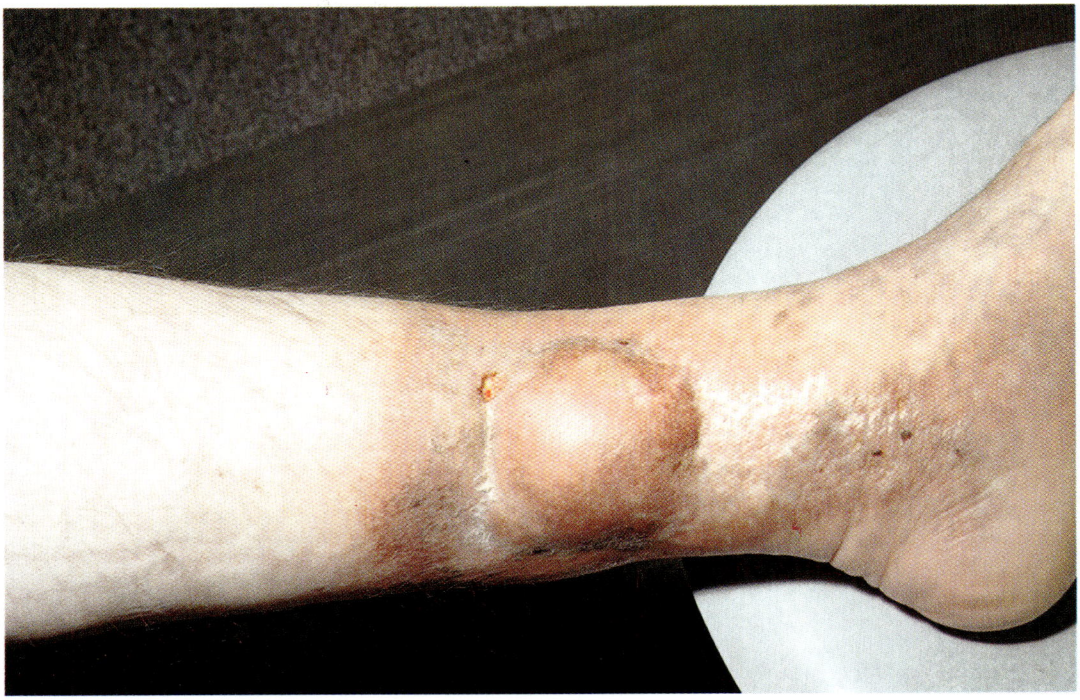

**Abb. 21** Fall 7. Postthrombotisches Syndrom; Hauttransplantation bei Ulcus cruris (schlechtes Ergebnis).

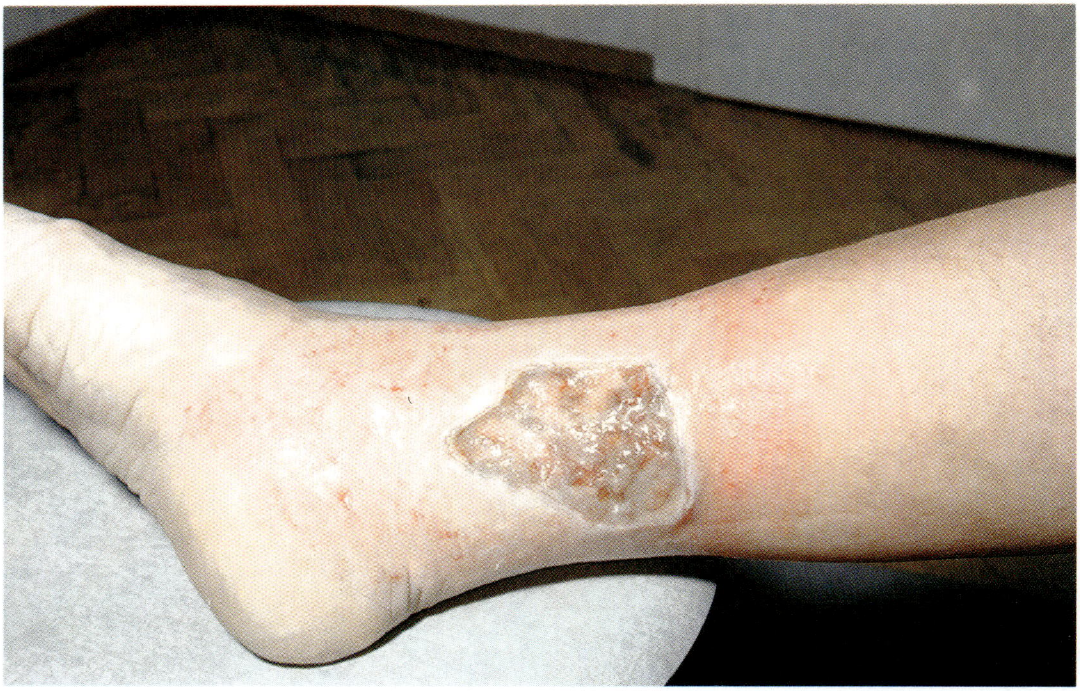

**Abb. 22** Fall 8. Ulcus cruris mit Dermatitis und Ekzem in der Umgebung.

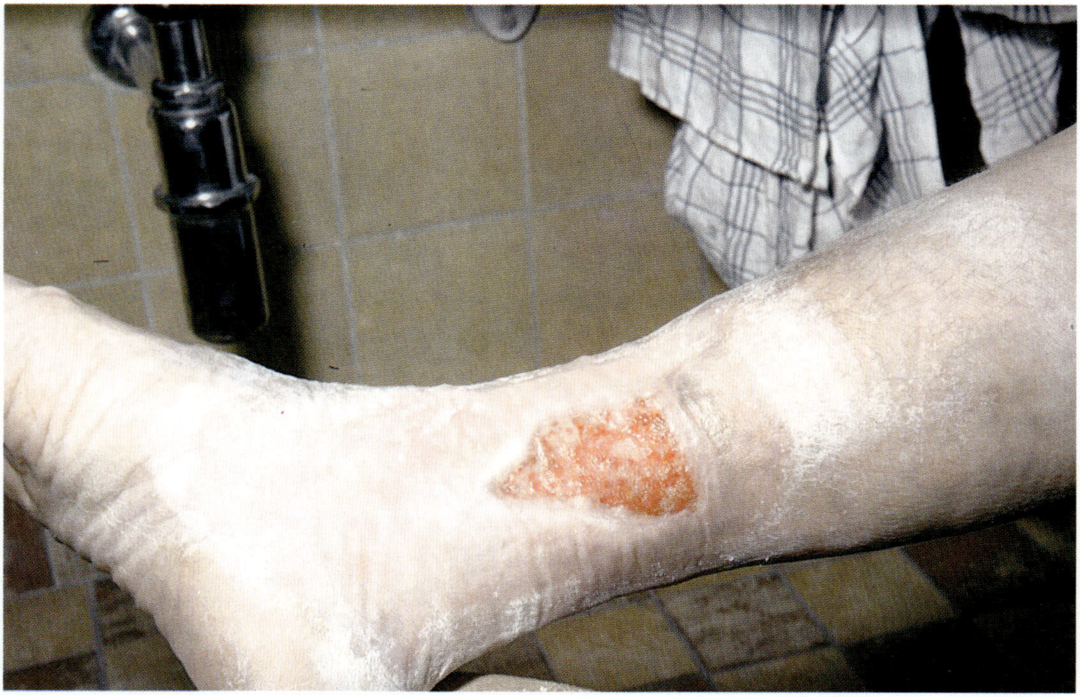

**Abb. 23** Fall 8. Ulcus zeigt Vaskularisation und Epithelisierung. Reizerscheinungen abgeklungen.

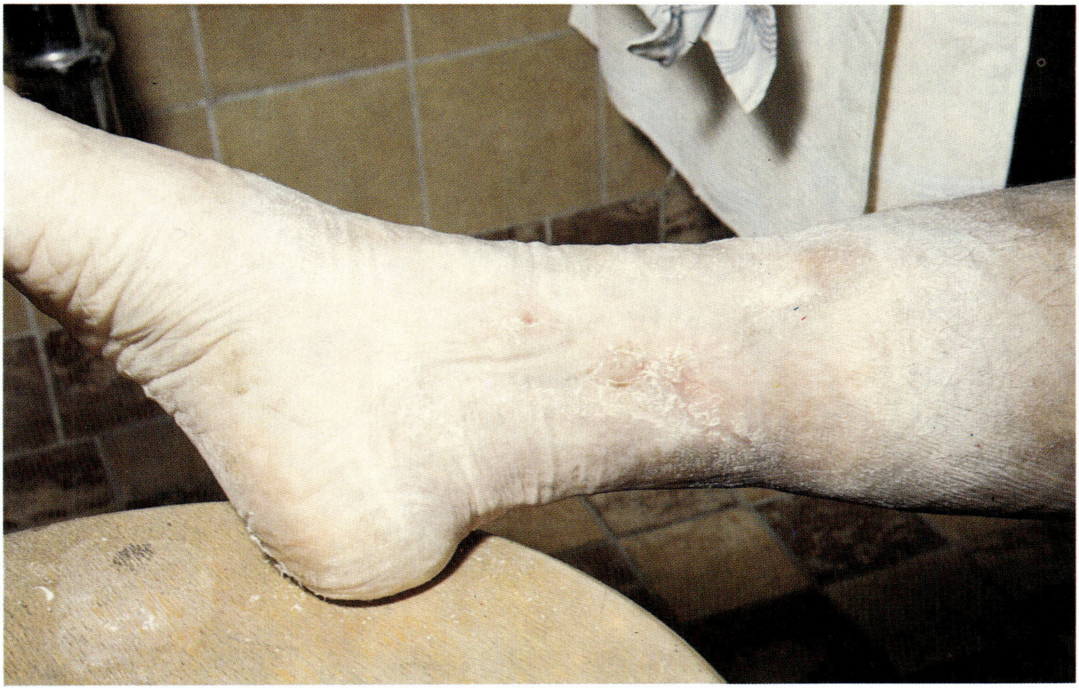

**Abb. 24 Fall 8. Heilung nach 12 Wochen.**

Veränderungen, umschriebene *Hautatrophien,* sekundäre *Varizenbildungen* und schließlich als Höhepunkt des deletären Zustands: das *Ulcus cruris postthromboticum.* Berücksichtigt man alles schon Erwähnte und dazu das Alter der Patienten, in dem die Thrombose auftrat, dann kann man sich sehr schnell ein Bild über das Ausmaß der Variationsmöglichkeiten der Erkrankungsbilder machen, und man wird nicht mehr überrascht sein.

Die häufigste Ursache aller Ulcus-Fälle ist die *postthrombotische Stauung im Unterschenkel.* Es handelt sich um den „Endzustand" eines pathologischen Geschehens: Thrombose → postthrombotische Stauung (Ödem) → Nekrose → Ulcus.
Bis sich aus einer postthrombotischen Stauung ein Unterschenkelgeschwür entwickelt, kann eine sehr lange Zeit vergehen. Sie ist *vom Ausmaß der Thrombose* und *von den irreversiblen Schäden,* die sie an den Venen (besonders am Klappenapparat der tiefen Venen) hinterläßt, *abhängig.* Welches pathologische Geschehen sich im Gebiet des späteren Ulcus und dessen unmittelbarer Umgebung abspielt, muß noch genauer erforscht werden. Es ist aber sicher, daß das postthrombotische Ulcus (mit Ausnahme der Ulcerationen bei der Phlegmasia caerulea dolens) immer chronisch ist, aber nicht therapieresistent.

Jedes Ulcus cruris neigt zum Rezidiv, dem man aber weitgehend vorbeugen kann. Die akuten Entzündungen des Gewebes in unmittelbarer Umgebung eines Ulcus cruris sind eine sekundäre Begleiterscheinung der Nekrose (Abb. 25 – 30). Von der Gewebsnekrose ist beim postthrombotischen Ulcus cruris nicht nur die Oberhaut betroffen, sondern auch die gesamte Subcutis. Durch

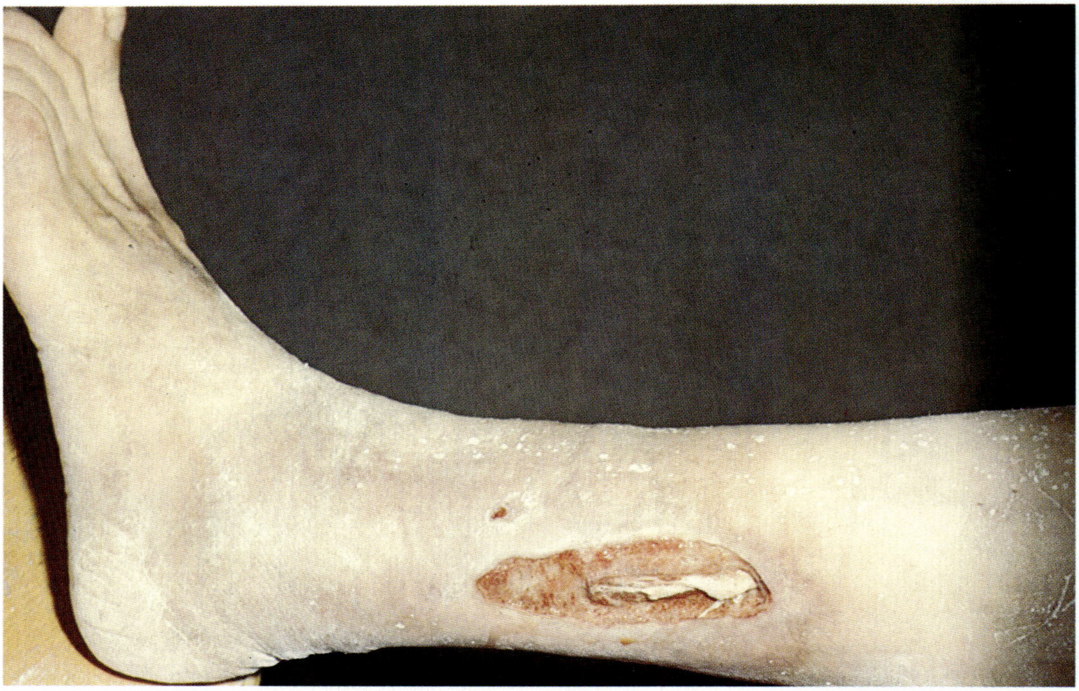

Abb. 25 Fall 9. Ulcus cruris mit Sehnennekrose des m. peronaeus longus.

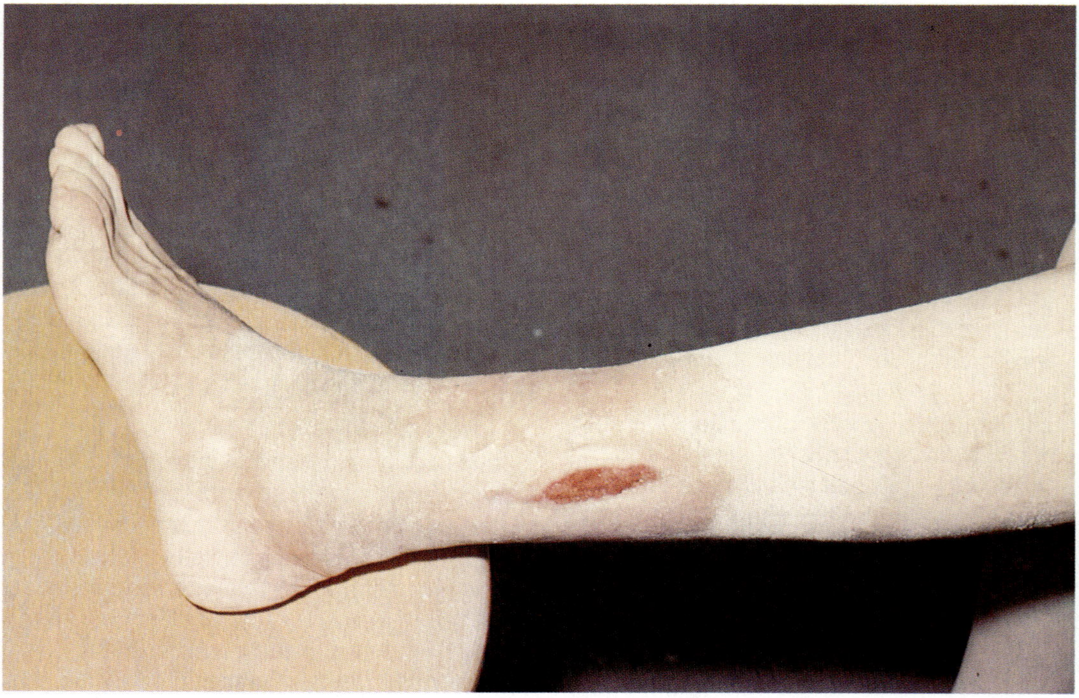

Abb. 26 Fall 9. Nach Abstoßung der Nekrose rasche Heilung.

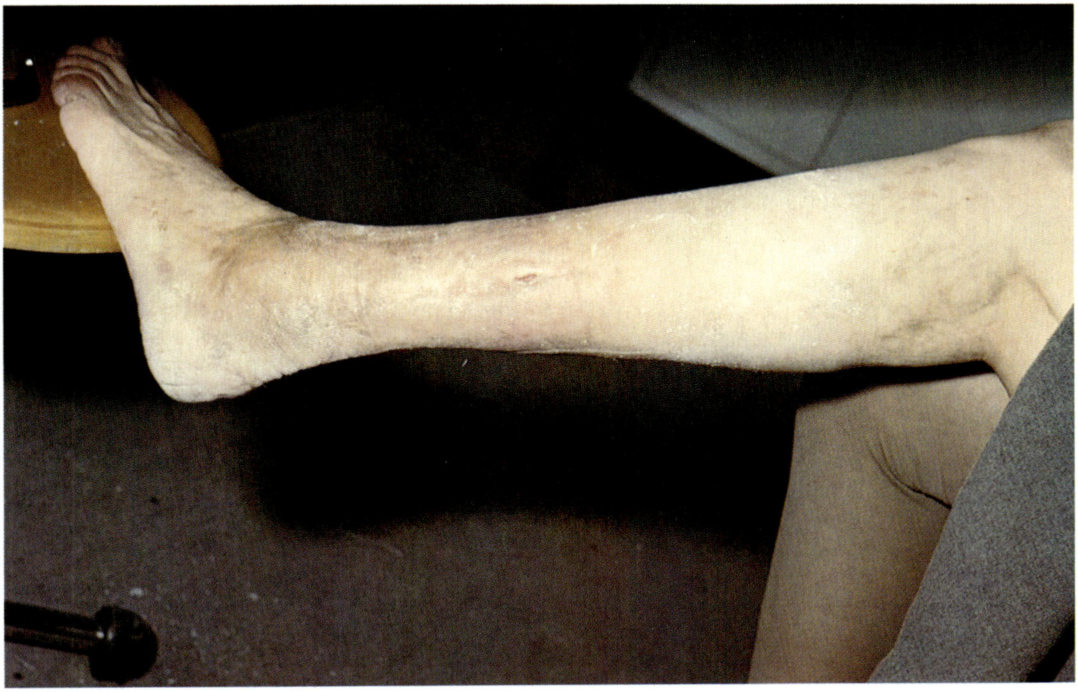

Abb. 27 Fall 9. Praktisch ist Heilung eingetreten.

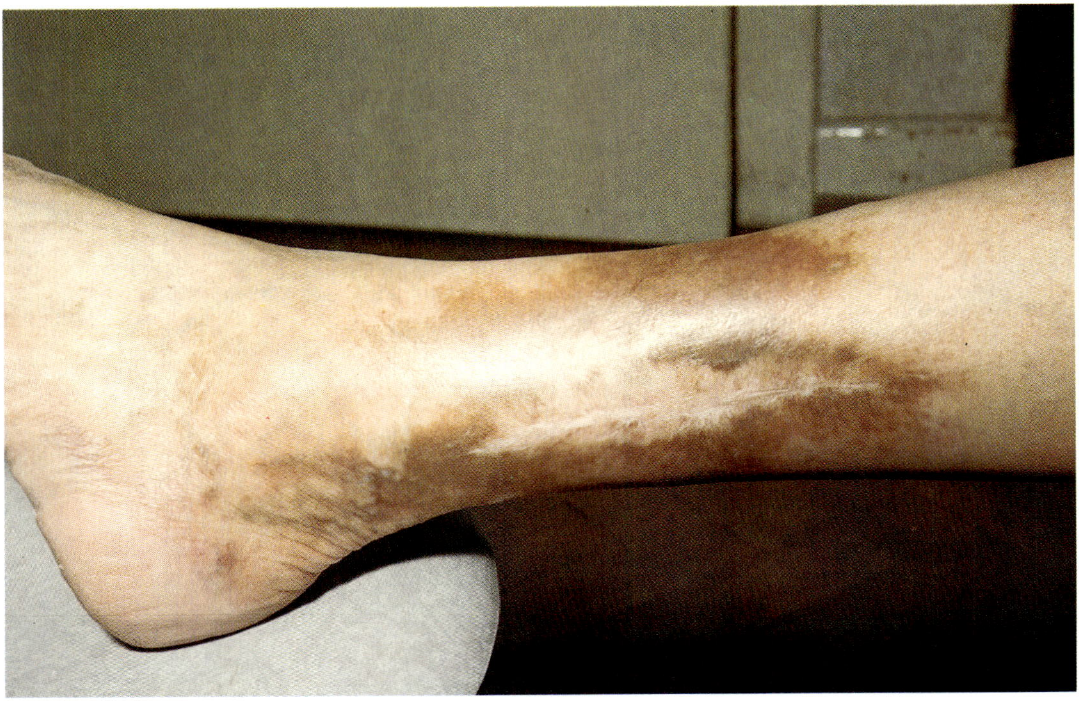

Abb. 28 Fall 9. Zustand 15 Jahre später unter Dauerkompression mit Maßgummistrumpf.

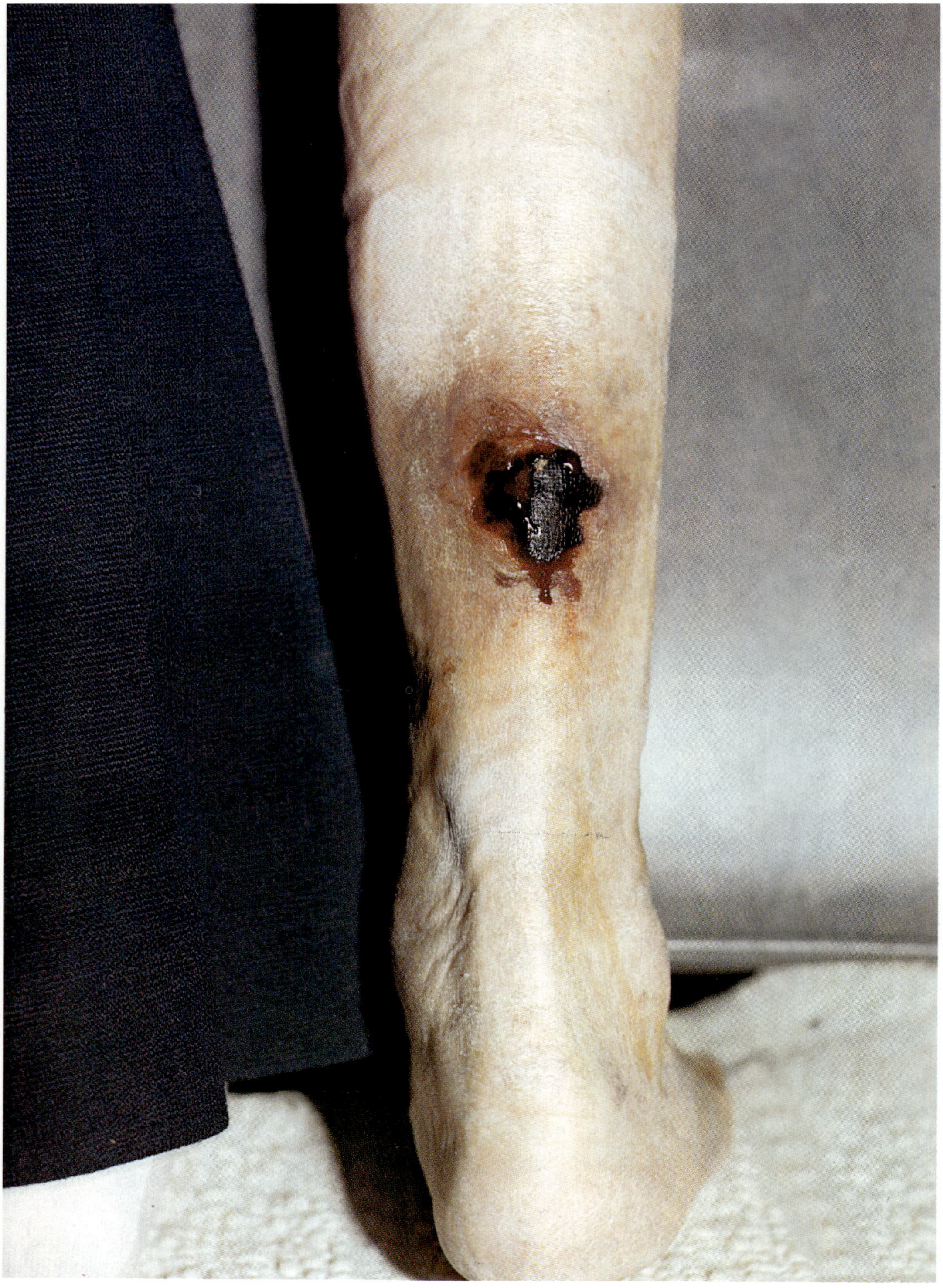

Abb. 29 Fall 10. Ulcus cruris durch Trauma verursacht.

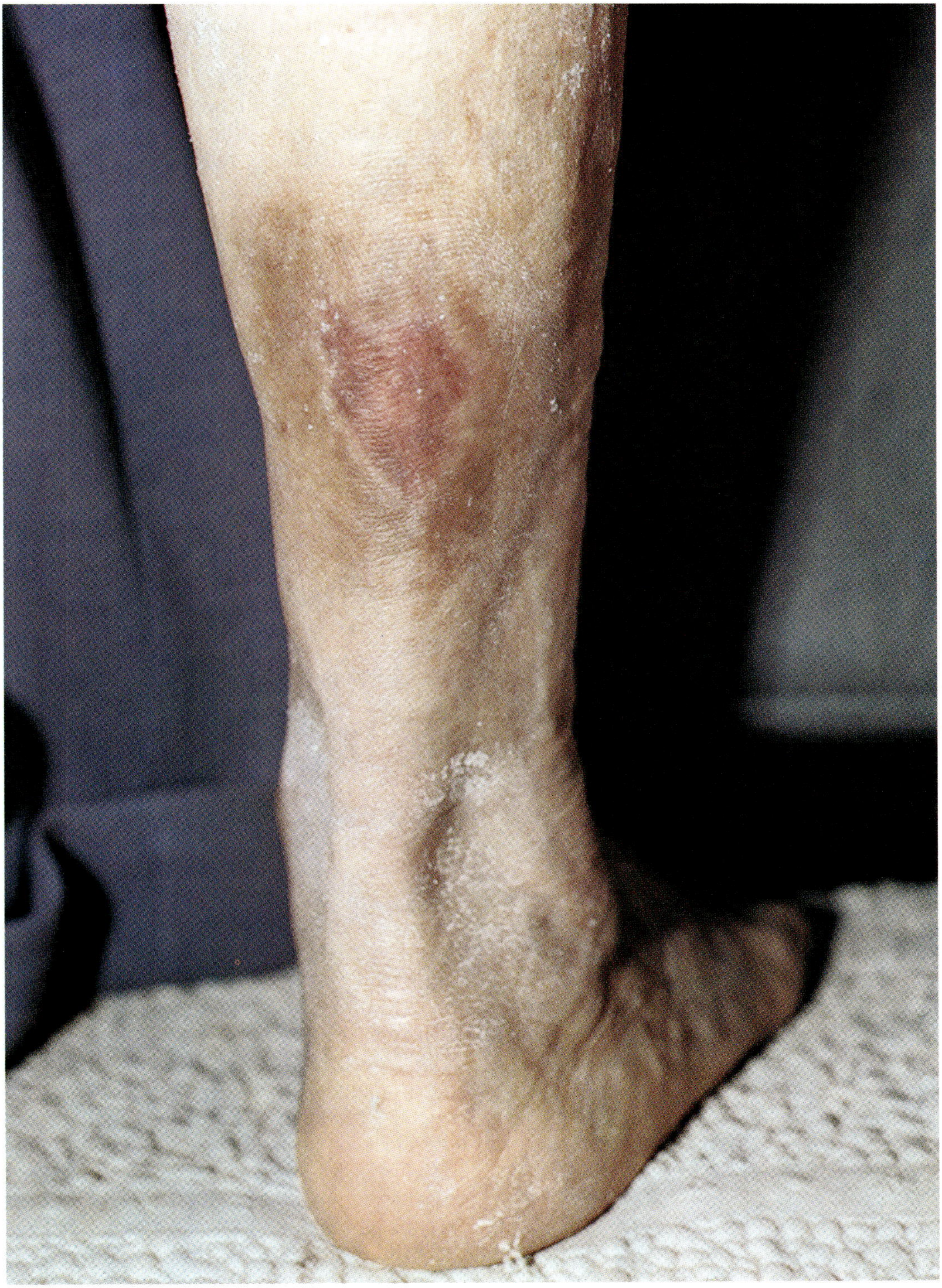

**Abb. 30 Fall 10. Schnelle Heilung.**

manche postthrombotischen Stauungszustände können auch Faszien, Muskeln und das Periost zugrunde gehen. Primär variköse Ulcera gibt es so gut wie gar nicht. Wenn gleichzeitig starke Varizen bestehen, ist damit noch nicht gesagt, daß sie das Ulcus verursacht haben. Vielmehr sind sie selbst – wie das Ulcus – sekundärer Natur und meistens auch Folge blander, tiefer Thrombosen, die der Patient bei ihrer Entstehung gar nicht wahrgenommen hat.

Beim Erheben der Anamnese muß der Arzt oft weit zurückgehen, um den Zeitpunkt der Erstthrombose zu eruieren. Eine Periode von 5 Jahren ist dabei absolut unzureichend, weil die Thrombose oft noch weiter zurückliegt. Keinesfalls kann man die Möglichkeit einer „stummen" oder „maskierten" Thrombose außer acht lassen. Sie kommt viel häufiger vor, als angenommen wird, vor allem im Zusammenhang mit Traumen der unteren Extremitäten oder mit längerer Immobilisation durch andere Krankheiten.

*Mitursache für eine sehr schlechte „Heilungstendenz"* kann eine gleichzeitig bestehende *arterielle Mangeldurchblutung sein,* meist sklerotischer Natur. Dies ist zu beachten, wenn man Ulcera heilen will. Alle weiteren Arten von Geschwüren, z.B. Lues, sind selbst in einer phlebologischen Praxis verhältnismäßig selten, so daß sie in diesem Rahmen kaum ins Gewicht fallen und deshalb nicht beschrieben werden.

Erkrankungen an Ulcus cruris postthromboticum nehmen entsprechend der ständigen Zunahme der venösen Thrombosen ebenfalls ständig zu. Auch diese Tatsache spricht nicht gerade für die erfolgreiche Behandlung der verursachenden akuten Thrombosen mit Medikamenten und Immobilisation des Patienten.

Daß die Kompressionsbehandlung des Ulcus cruris postthromboticum kostensenkend, d.h. die billigste Behandlungsmethode ist, steht fest, denn wenn überhaupt, so ist der Patient nur kurze Zeit arbeitsunfähig und „verliert" nur die Zeit, die er beim Arzt warten muß und behandelt wird. Im übrigen ist er voll arbeitsfähig. Selbst wenn eine solche Behandlung mehrere Monate oder ein ganzes Jahr dauert, ist der Zeitaufwand – von Arzt und Patient – insgesamt wesentlich geringer als ein mehrmonatiger Krankenhausaufenthalt. Dazu werden die hohen Krankenhauskosten vermieden. Abgesehen davon heilt ein Ulcus im „normalen Leben", d.h. bei normaler Belastung wesentlich besser. Die Narbe ist von der normalen Haut kaum zu unterscheiden, während sie bei einem immobilisierten Patienten aus einer dünnen, minderwertigen und oft bereits nach kürzester Zeit atrophierten Haut besteht.

Das Ideal einer *Ulcus-Prophylaxe* ist die *rechtzeitige Behandlung jeder akuten Thrombophlebitis* [im angeführten Zeitraum (s. Statistik S. 25) waren es bei mir 939 Fälle] mit Kompressionsverbänden, gleichgültig, ob es sich um tiefe oder oberflächliche Thrombophlebitiden handelt. Bei diesen Patienten ist in der Folgezeit nicht mit einem Ulcus cruris zu rechnen, weil durch die vorherige Kompressionsbehandlung keine oder nur ganz geringe Dauerschäden zurückgeblieben sind. Selbstverständlich sind auch so nicht alle Fälle von Ulcus cruris postthromboticum zu heilen. Der Grund liegt aber nicht in der Methode, sondern beim Patienten, und da sind es oft ziemlich banale Gründe, die eine Heilung verhindern. Bei auswärtigen Patienten ist die lange Anfahrt und der vermeintliche Zeitverlust ein Grund, eine Behandlung nicht „durchzustehen". Sehr wichtig sind gleichzeitig vorhandene Erkrankungen, denn sie können eine Heilung des Ulcus erschweren oder gar unmöglich machen, z.B. schwere Fälle von Diabetes mellitus, von Herzinsuffizienz, rheumatischen oder arthritischen Veränderungen der Gelenke, besonders der Sprung-, Knie- und Hüftgelenke.

# Behandlung

Eine ursächliche Behandlung des postthrombotischen Syndroms gibt es nicht. Die sinnvollste Behandlung ist auch hier die systematisch durchgeführte Kompressionsbehandlung, denn sie beseitigt die Stauung (Venostase). Es liegt in der Natur der Sache, daß die Neigung zur Stauung auch weiter besteht und der relativ gute Zustand nur gehalten werden kann, wenn eine *Dauerkompression* stattfindet. Diese Dauerkompression wird *mittels Maßgummistrümpfen* durchgeführt.

Die tägliche, lokale Dauerbehandlung mit heparinhaltiger Salbe beim postthrombotischen Syndrom (oder auch bei chronisch venöser Insuffizienz) kann, da fast immer nach der Phase des Kompressionsverbandes dauernd Kompressionsstrümpfe getragen werden müssen, so erfolgen:

Nach dem Ausziehen der Strümpfe, d. h. bei oder kurz vor dem Zubettgehen, wird die Salbe so lange eingerieben, bis alles resorbiert ist und die Haut sich normal trocken anfühlt. Am nächsten Morgen sind alle Fettspuren vollends verschwunden und die Kompressionsstrümpfe können angezogen werden. (Fett-Reste zerstören die Gummiteile des Kompressionsstrumpfes und machen ihn unbrauchbar.)

Die Anwendung von Heparin unter dem Kompressionsstrumpf ist mit Gel möglich.

Bei der Behandlung des schlimmsten Stadiums (Endstadium) des postthrombotischen Syndroms, nämlich des Ulcus cruris postthromboticums, soll nun der Verband beschrieben werden, der mit der wichtigste ist und der am meisten Anwendung findet: Der Unterschenkelverband. Die Zeichnungen zeigen die Entstehung des Unterschenkelverbandes genau und in allen einzelnen Phasen, so daß er leicht zu erlernen ist.

*Die Therapie des Ulcus cruris muß* folgerichtig *in erster Linie bemüht sein, die postthrombotische Stauung zu beseitigen.* Geschieht dies durch Kompressionsverbände, wird der Patient sehr rasch schmerzfrei. Er bleibt unabhängig von Pflegepersonal und ist bald wieder arbeitsfähig. Zwar behält er eine Narbe zurück, aber aufgrund der Revaskularisation unter normalem hydrostatischen Druck in den Gefäßen ist diese durchaus nicht minderwertig, sondern fest und von der Umgebung kaum zu unterscheiden.

In der Umgebung des Ulcus cruris kann man, ähnlich wie bei der Thrombophlebitis beschrieben, Erleichterung durch heparinhaltige Salbe schaffen. Man deckt mit Mull und einem ca. 3 mm starken Schaumstoffstreifen ab. Bei Narben und lokalen Gewebsverhärtungen (Indurationen) verfährt man analog, nimmt jedoch ein ca. 10 mm dickes, an den Rändern abgeschrägtes Stück Schaumstoff.

Eine andere Therapiemöglichkeit soll wenigstens erwähnt und kurz besprochen werden: das Hochlagern der Beine. Auch dabei wird der Patient rasch schmerzfrei, er hat aber bei länger andauernder Bettruhe schwerwiegende Nachteile in Kauf zu nehmen. Die

Gelenke werden steif, weil die Kapseln schrumpfen, die Muskeln atrophieren (Inaktivitätsathropie), der Kreislauf erschlafft, die Verdauung wird gestört usw. Außerdem muß jemand zur Pflege abgestellt werden, denn schon bei ganz kurzem Aufstehen stellt sich die Stauung wieder ein. Das verzögert die Heilung oder macht sie unmöglich. Ist das Geschwür im günstigsten Fall dann doch geheilt, so hat sich eine dünne, minderwertige Narbe gebildet, die bei leichtester Stauung oder Verletzung wieder aufbricht. Zu erwähnen ist, daß im Rahmen dieser Behandlung zur schnelleren Heilung oft auch Haut (zumeist vom Oberschenkel) auf das Ulcus transplantiert wird. Selbst der Versuch, Leichenhaut zu transplantieren, wurde schon gemacht.

Alle diese Versuche haben keine Vorteile gegenüber der Kompressionsmethode. Sie sind sicherlich für „Übergrößen" von Ulcusfällen notwendig und somit Ausnahmen.

Die Behandlung mit Pulswellenmassage hat beim Ulcus cruris postthromboticum keine wesentlichen Vorteile, während sie bei arteriell verursachten oder mitverursachten Ulcerationen durchaus zu Erfolgen führen kann.

## Wundversorgung

Die eigentliche Behandlung fängt mit der *Wundversorgung* an, da sie dem Patienten rasch Erleichterung bringt. Man betupft jedesmal vor Anlegen des Verbandes das Ulcus mit einer 2%igen Pantocain®-Lösung. Ein damit getränkter Wattebausch oder flacher Mulltupfer kann auch einige Minuten lang direkt auf die Wunde gelegt werden. Dagegen haben sich anästhesierende Salben in der Ulcusbehandlung nicht sehr bewährt. Sie reizen und führen dadurch häufig zu Dermatitis und Ekzem. Mit der Pantocain®-*Anästhesierung* erreicht man, daß die Wunde anschließend für den Patienten schmerzfrei mit den notwendigen Medikamenten (Salben, Spray usw.) versorgt werden kann. Das ist wichtig, weil der anfangs ängstliche Patient psychischer Führung und Eingewöhnung bedarf.

Dann folgen *lokale antiphlogistische Maßnahmen,* wobei es ziemlich gleichgültig ist, ob dies mit Puder oder Salben geschieht. Bei der Salbenbehandlung (nur etwas Salbe auf den Wundrand) kommt es zu keiner Verkrustung und zu keinem Sekretstau. Damit wird vermieden, daß die Wunde mit ihrer Umgebung durch Puder oder Sekret verkrustet. Seit Einführung der antiphlogistischen Cortisonderivate in Kombination mit Breitband-Antibiotica als Salben ist in der lokalen Behandlung des Ulcus cruris – sowohl für den Arzt als auch für den Patienten – ein entscheidender Wandel eingetreten. Die Entzündungen und damit die Beschwerden werden exakt und rasch beseitigt. Die Gefahr einer Superinfektion ist heute weitgehend zurückgedrängt.

Bei jeder oder doch jeder zweiten Behandlung sollen *Schuppen* oder *Krusten,* die an den Wundrändern oder an der Haut auftreten, *beseitigt* werden. Dies geschieht leicht mittels eines Wattebausches, der mit Wundbenzin getränkt wurde. Dadurch entsteht keinerlei Wund- oder Hautreizung.

Ist die *Wunde stark entzündet,* so muß der *Verband* anfangs *täglich gewechselt* werden, ebenso wenn das *Ulcus sehr umfangreich* ist und viel Sekret absondert. In diesem Fall muß die Wunde mit genügend saugfähigem Mull abgedeckt werden.

Immer dann, *wenn der Verband entstauend* (entödematisierend) *gewirkt hat* und folglich das Bein dünner geworden ist, muß ein *Verbandwechsel* gemacht werden. Meist sind zu Beginn der Behandlung sowohl *Ödeme* als auch *Entzündungssymptome* gleichzeitig vorhanden. Sie *bestimmen den Rhythmus* des Verbandwechsels. Wichtig ist, daß der Verband den gesamten Unterschenkel gleichmäßig komprimiert und der Patient anschließend das Bein normal bewegen kann. Man muß ihn sogar besonders dazu anhalten, es oft und viel zu bewegen.

## Die Technik des Unterschenkel-Stärke-Verbandes

Die Technik des Unterschenkel-Stärke-Verbandes ist in den Abbildungen 31 – 33 gezeigt.

Haben sich Arzt und Patient für die Kompressionsbehandlung entschieden, so wird mit dem *Stärkeverband* begonnen. Zum Schutz der Haut ist zunächst eine *feine gekreppte Papierbinde* in 8er-Tour über Ferse und Mittelfuß bis nahe an den Zehenansatz zu wickeln. Von dort wird wieder entgegengesetzt über den Fuß hinaus in aufsteigenden Rundtouren bis zum unteren Wadenansatz gewickelt. Dann werden parallele Bindentouren noch steiler nach oben geführt und ebenso steil in umgekehrter Richtung ganz lose und spikaähnlich, so daß die Wade gewissermaßen „hochgehoben" wird. Bei diesem Teil des Verbandes kreuzen sich die einzelnen Lagen der Papierbinde über dem Schienbein. Zum Abschluß führt man die Binde unterhalb des Kniegelenkes in transversalen Schleifen.

Es ist wichtig, daß man das Papier genau wickelt und schon damit eine recht gute Kompression erreicht. Der Patient wird jetzt bereits spüren, ob ihm der Verband bekommt oder nicht. *Die Papierbinde kann ohne jeden Schaden maximal festgezogen werden.* Dieser Verband kann nicht zu fest werden, weil die Papierbinde im richtigen Augenblick reißt. Genau dadurch bekommt der Arzt ein gutes Gefühl für den optimalen Druck (Abb. 31). Auf die Beugestellen und über das ganze Schienbein wird ein 3 – 5 mm dicker Zellstoffstreifen gelegt, ebenso von der Ferse nach oben über die Achillessehne. Es ist sinnvoll, am Ende des Verbandes einen transversalen Zellstoffstreifen unterhalb des Knies zu befestigen. Darauf kommt eine *in lauwarmem Wasser aufgeweichte Stärkebinde* (10 cm breit) (Abb. 32). Wieder beginnt man oberhalb des Knöchels, diesmal nur mit mäßigem Druck (optimaler Druck). Im ganzen Verlauf wird die Stärkebinde genauso geführt wie vorher die Papierbinde, *am Fuß jedoch so, daß ein Stück Papierbinde übersteht.* Das Rückwickeln nach oben bleibt ebenfalls gleich. Nur in dem Teil, in dem die Binde steil nach oben geführt wird, um die Wade „hochzuheben", wird etwas kräftiger gespannt. Die Gegenschleife nach unten soll dagegen wesentlich loser sein. Wieder treffen sich die Bindenlagen über dem Schienbein, doch diesmal auf dem Zellstoffstreifen. Zum Abschluß wird die Stärkebinde lose auf den querverlaufenden Zellstoffstreifen geführt. Der Verband hält, auch wenn der letzte Rundgang nicht allzu fest ist. Zum Schluß wird der ganze Verband locker mit einer dünnen, elastischen Binde (10 cm breit) überwickelt, die nur die letzten Unregelmäßigkeiten ausgleichen soll (Abb. 33).

Natürlich kann man bei einem vorhandenen Ödem den Verband etwas mehr anziehen und somit stärker komprimieren. Doch läßt sich auch mit hoher Kompression nur begrenzt entstauen. *Ist das Wirkungsmaximum erreicht, muß der Verband eben erneuert*

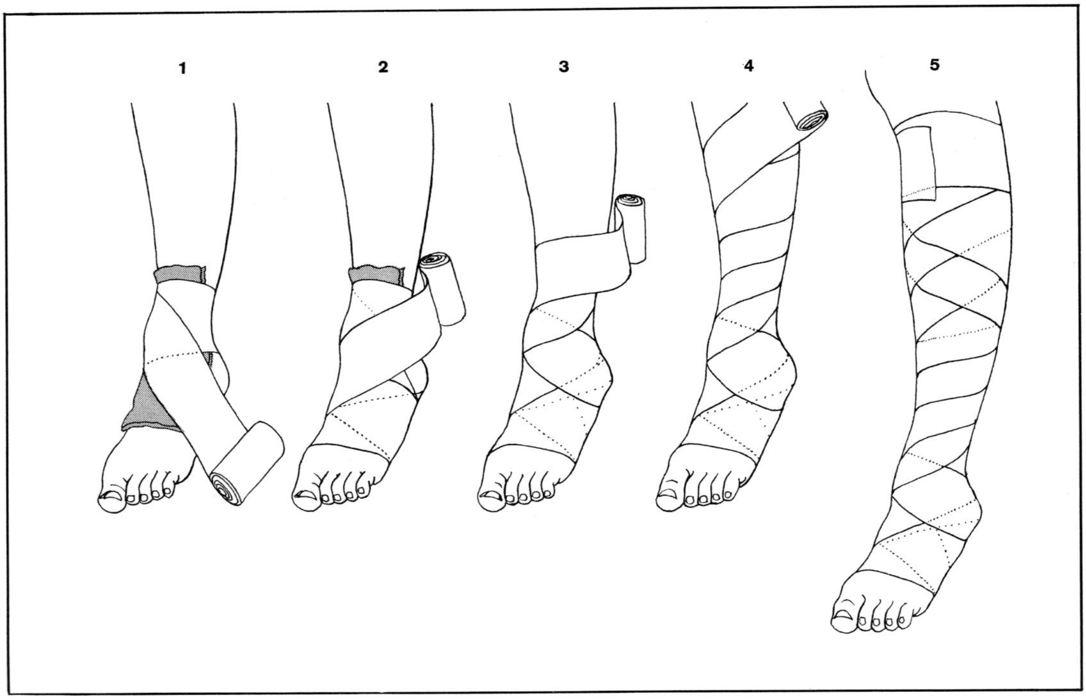


**Abb. 31 Der Unterschenkel-Stärke-Verband.**

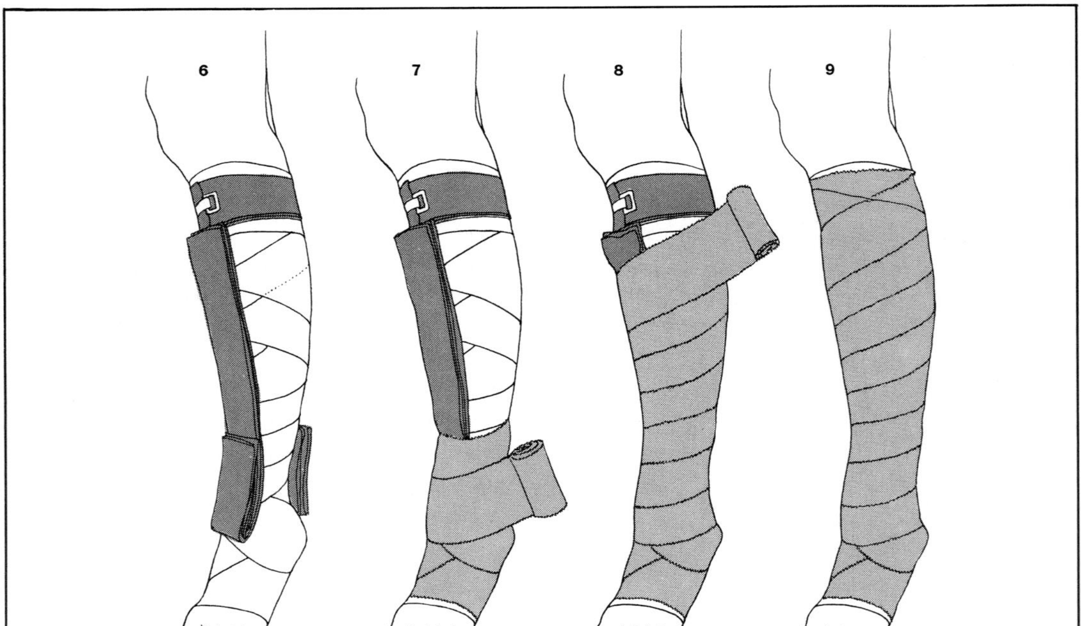


**Abb. 32 Der Unterschenkel-Stärke-Verband.**

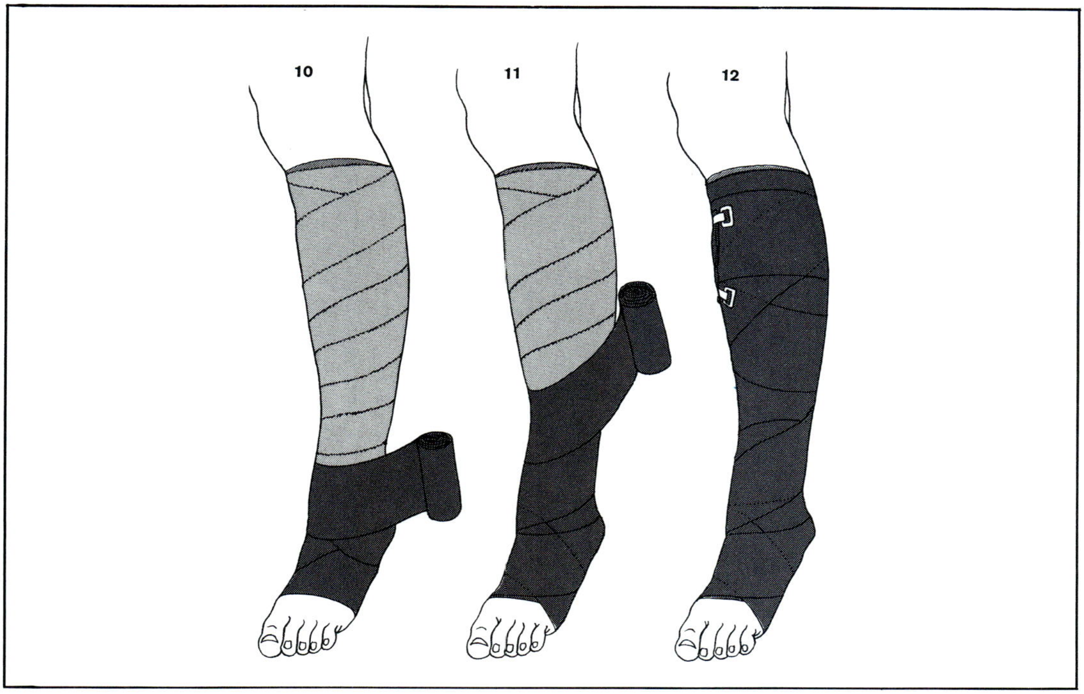


**Abb. 33 Der Unterschenkel-Stärke-Verband.**

*werden.* Man sieht das daran, daß der Verband lose, das Bein also etwas dünner geworden ist.

Das so behandelte Ulcus cruris postthromboticum (keine weiteren Komplikationen vorausgesetzt) heilt im Durchschnitt in 6–12 Wochen ab. Auch nach dieser Heilung müssen – je nach Umfang des ehemaligen Geschwürs – die Kompressionsverbände möglichst lange noch getragen werden. *Bei den ersten Belastungen* – beim Übergang vom Verband zum Gummistrumpf – *kann es trotz des Strumpfes zu einer geringen Stauung kommen,* die, so früh nach der Heilung, Rezidivgefahr bedeutet. Später, wenn die Narbe ganz fest ist, wirken sich Stauungen kleinen Ausmaßes, wie sie nur bei Belastungen auftreten, nicht mehr in dieser Weise aus. Die Verbände werden dann natürlich nicht mehr so häufig, nur noch etwa alle 8–14 Tage, gewechselt.

Erst jetzt, wenn die Narbe glatt, fest und von der Umgebung kaum noch zu unterscheiden ist, *nimmt man Maß für den Gummistrumpf.* Theoretisch könnte man das natürlich schon früher tun, da das Bein längst entstaut ist. Denn gerade die restlose Beseitigung der Gewebsödeme ist ein entscheidender Faktor für die Neubildung von Gewebe, ohne die kein Ulcus heilt. Aber fast jeder Patient, der viele Wochen geduldig durchgehalten hat, wird ungeduldig und will sofort den Gummistrumpf anziehen, wenn die Heilung gelungen, die Narbe jedoch noch nicht fest genug ist. Man wartet also in der Hauptsache *aus psychologischen Gründen* mit dem Maßnehmen für den Gummistrumpf so lange.

## Vorgehen bei großen Hautdefekten

Bei sehr großen Hautdefekten kann das „Wachsen“ der Haut sehr langsam vorangehen, so daß es in solchen Fällen einer *Kombinationsbehandlung* in folgender Form bedarf, die sich in der Praxis bewährt hat. Bei solchen Fällen besteht doch zumindest ein Unterschenkelödem, die Wunde und ihre Umgebung sind entzündet und verursachen dem Patienten starke Schmerzen.

Ein solcher Patient wird zunächst eine Woche *immobilisiert* (dies wörtlich), denn er darf kein Bein aus dem Bett tun. Besteht keine Infektion der Wunde, so reicht ein einfacher Kamillentee-Umschlag direkt auf die Wunde und ihre Umgebung – in 2 – 3stündigem Wechsel – der die Entzündung in 2 – 3 Tagen beseitigt.

Im etwas hochgelagerten Bein verschwindet das Ödem nach wenigen Tagen. Anschließend wird mit *Kompressionsverbänden* weiterbehandelt, wobei der erste Verband nach der Immobilisation *beim liegenden Patienten* (also praktisch in oder an seinem Bett) gemacht werden muß; denn die geringe Stauung während des Anziehens oder während der Fahrt des Patienten von zu Hause bis zur Praxis genügt – auch wenn der Patient das Bein mit elastischen Binden selbst gewickelt hat – um die dünne, eben vom Wundrand her gewachsene Haut oder Epithel zu zerstören. Dies zeigt sich in der Form, daß nach einigen Tagen die Wunde wieder größer wird, obwohl in dieser Zeit „richtige“ Kompressionsverbände getragen werden.

Mit dieser Kombinationsbehandlung sind praktisch alle Ulcera zu heilen. Daß sie nicht überall durchführbar ist, liegt auf der Hand. Dies und die oben erwähnten Ursachen sind dafür verantwortlich, daß die Heilungsrate „nur“ bei 95 % liegt. Daß dies nicht selbstverständlich ist, zeigen die bebilderten Fälle, die allein deshalb in dieses Buch aufgenommen sind.

## Rezidive

1. *Stauung ist die wichtigste Ursache für ein Ulcusrezidiv.* Darum muß man dem Patienten klarmachen, daß er Maßgummistrümpfe praktisch sein Leben lang tragen muß. Der behandelnde Arzt selbst hat die Maße und die Qualität zu bestimmen, nach denen der Strumpf individuell anzufertigen ist. Etwa bei 10 % der geheilten Fälle entstehen Rezidive, hauptsächlich dann, wenn die Gummistrümpfe zeitweise nicht getragen werden. Intelligenz und Gewissenhaftigkeit der Patienten entscheiden in hohem Maße über den Verlauf, den diese Krankheit weiter nimmt.

2. Erneut auftretende *tiefe Thrombosen* in der betreffenden Extremität können ebenfalls Ulcusrezidive hervorrufen. Selbst wenn dabei die Therapie mit Kompressionsverbänden rasch wieder einsetzt, so reicht doch das entstandene Ödem aus, die Durchblutung der Narbe so weit zu stören, daß rasch oder manchmal erst nach Wochen die Narbe wieder nekrotisch wird. Selbst jede während einer Ulcus-Behandlung mit Kompressionsverbänden interkurrent auftretende tiefe Thrombose hat verheerende Wirkungen. Der Erfolg von wochen- oder monatelanger Behandlung ist in kurzer Zeit (bei ausgedehnter Thrombose sogar innerhalb von 24 Std.) dahin; die Beschwerden sind oftmals schlimmer als zuvor. Glücklicherweise kommt dies bei der Kompressionstherapie verhältnismäßig selten vor, sofern die Verbände konsequent angelegt werden.

Im Gegensatz zu tiefen, beeinträchtigen oberflächliche Thrombophlebitiden, die auch schon mal während der Verbandbehandlung vorkommen können, die Heilung des Ulcus kaum.

3. Ein weiterer Grund für Rezidive sind *Traumen im Bereich der Narben.* Die Patienten kommen, obwohl auf diese Möglichkeit aufmerksam gemacht, oft nicht rechtzeitig zur Behandlung. Erst wenn die Beschwerden so stark geworden sind, daß sie lästig werden, wenn alle Salben durchprobiert wurden, die Wunde sich aber trotzdem nicht schloß, kommen die Patienten wieder mit ihrem offenen Bein zu spät zum Arzt. Das Rezidiv muß nach allen Regeln der Kunst erneut behandelt werden (s. o.)

4. Auch ein zweites oder drittes Ulcusrezidiv ist hauptsächlich bei solchen Frauen nicht selten, die durchaus *nicht bereit sind, Gummistrümpfe* zu tragen oder gar *regelmäßig zu tragen.*

Eine 8-Jahres-Statistik von 1959 bis einschl. 1966 aus der Praxis Dr. Lauff (Wiesbaden) umfaßt 554 postthrombotische Ulcusfälle. Im selben Zeitraum wurde eine wesentlich höhere Anzahl – nämlich 807 – „potentieller" Ulcuskranker behandelt. Dies sind Patienten mit postthrombotischem Syndrom (Stauung, sekundärer Varicosis, Ekzem, Dermatitis usw.) die früher oder später in der Gruppe der Ulcusfälle erscheinen, wenn sie nicht kombiniert behandelt werden. Die drohende Ulcus-Krankheit, das progrediente „Beinleiden", kann nur durch konsequente Kompression und zusätzliche Medikation verhindert werden. Auch hier ist später allerdings die Dauerkompression mittels Gummistrumpf notwendig.

## Dauerkompression (Maßgummistrümpfe)

Obwohl Gummistrümpfe genau dieselbe Kompressionswirkung haben sollten wie die Verbände, muß die Indikationsstellung absolut klar sein. Man kann nicht Verband und Gummistrumpf als Alternative in einem Atemzug nennen, sozusagen zur Auswahl. Die *Indikation für den Maßgummistrumpf ist die Fortsetzung der Kompression nach abgeschlossener Behandlung,* was besagt, daß bei einer Reihe von Patienten die Behandlung zwar erfolgreich abgeschlossen wurde, aber die Stauungen im Venensystem bzw. die Neigung zur erneuten Stauung sich schnell oder weniger schnell wieder einstellen können. Auch der Gummistrumpf soll das Beinvenennetz verengen und dadurch die Strömungsgeschwindigkeit des Blutes in den Venen erhöhen. *Er muß, um diese Aufgabe erfüllen zu können, vom Fuß ab nach oben in seiner Druckkraft gleichmäßig abnehmen.*

Auch der so angemessene und individuell angefertigte Gummistrumpf wirkt nur im Zusammenspiel mit der Beinmuskulatur, was wiederum bedeutet, daß der Gummistrumpf in Ruhe (nachts!) *nicht* anbehalten werden darf, da er ohnehin wirkungslos ist und nur eine Einschnürung bewirkt.

Aus dem Gesagten geht ebenfalls hervor, daß nur der behandelnde Arzt die Maße und die Qualität (darunter verstehe ich die Stärke oder Dicke des Materials) bestimmen darf. Nur er weiß, welche Stauungen vorhanden waren und welcher Druck nötig war, um diese Stauungen zu beseitigen. Und nur er kann den weiteren Verlauf beurteilen.

Aber auch der nach richtigen Maßen und mit bestem Material hergestellte Gummistrumpf hat *Nachteile* und kann niemals den Kompressionsverband ersetzen. Dies ist schon deshalb nicht möglich, weil er aus sehr elastischem Material hergestellt werden muß, d. h. aber auch, daß bei Zunahme des hydrostatischen Druckes – in verkehrter Richtung – er gleichzeitig mit dieser Druckzunahme nachgibt und die Stauung nach und nach in den Venen wieder auftritt. Da aber auch die Elastizität des Gummistrumpfes eine Grenze hat, wird der Augenblick kommen, in dem der Strumpf nicht mehr nachgeben kann. Jetzt tritt eine Situation ein, wo der an sich gute und wirkungsvolle Gummistrumpf nicht mehr helfen kann: er schnürt die bereits wieder gestauten Beinvenen ab. Der Patient bekommt Beschwerden. Er muß wissen, daß sein Beinvenensystem überbelastet wurde und daß selbst die guten und vielfach bewährten Gummistrümpfe dies nicht verhindern konnten. Auf diese Situation muß jeder Patient, der mit Gummistrümpfen aus der Behandlung entlassen wird, vorbereitet sein.

Indikation zur Anwendbarkeit der Maßgummistrümpfe:

1. Bei leichter bis mäßiger Krampfadernbildung kann der Gummistrumpf eine richtige Venenbehandlung ersetzen, da er durch Zusammendrücken der Venen deren Funktion wiederherstellt. Die noch vorhandenen Venenklappen können sich wieder schließen, das Blut kann nicht mehr nach unten absacken, sondern wird normal herzwärts bewegt. Nichts ändern aber kann der Gummistrumpf an den auch hier schon vorhandenen degenerativen Veränderungen der betroffenen Venen.

2. Nach restlosem Abklingen der Entzündung bei akuten Venenerkrankungen kann er – um Arzt und Patienten einige Verbände zu ersparen – vorübergehend getragen werden.

3. Nach Varizenverödung (die ja eine künstliche Venenentzündung ist) gilt dasselbe. In diesen Fällen muß er solange getragen werden, bis die verödeten Varizen derart eingeschrumpft sind, daß sie nie wieder rekanalisierbar werden.

4. Den wohl wertvollsten Dienst erfüllt der Gummistrumpf bei dem Patienten, der unter einer oder mehreren Thrombosefolgen zu leiden hat. Hier ist je nach Anzahl und Ausmaß der vorherigen Venenerkrankung ein Dauerschaden zurückgeblieben, der nur durch dauernde Kompression erträglich gehalten werden kann. Ein Nicht-Tragen oder ein nur unregelmäßiges Tragen verschlimmert den Zustand des schon auf Dauer geschädigten Venensystems und vergrößert eine weitere, erhöhte Neuerkrankungsbereitschaft (Venenentzündung und Thrombose). Bei der schwersten Form des postthrombotischen Syndroms (dem offenen Bein), das mit Mühe und Not geheilt worden ist, hat der angepaßte Gummistrumpf für den Patienten eine außergewöhnliche Bedeutung. Ein nicht regelmäßiges oder gar ein Nicht-Tragen des Gummistrumpfes hat hier katastrophale Folgen: über verschiedene Stadien der Verschlimmerung kommt es früher oder später mit Sicherheit erneut zur Nekrose, also zum „offenen Bein".

Selbst der gewissenhafteste Patient, zumal er bis zu seiner Heilung monate- oder gar jahrelang schwere Schmerzen erleiden mußte, wird leichtsinnig, wenn er Jahr um Jahr gesund ist und treu und brav seinen Gummistrumpf trägt. So wird er vielleicht einmal schwach (er hat die inzwischen jahrelang zurückliegenden Schmerzen vergessen) und läßt den „lästigen" Gummistrumpf weg. Tatsächlich geht es eine ganze Weile gut, zumeist zu gut; der frühere Patient fühlt sich wieder als „vollwertiger" Mensch bestätigt. Doch ist dieser Zustand trügerisch; denn inzwischen wird die vorhandene Stauung mit all ihren Folgen immer deutlicher, auch wenn der Betreffende es noch nicht merkt. Ein oft kleiner Anlaß genügt, und das alte Leiden ist wieder da und der ganze Ablauf (offenes Bein – Behandlung – Heilung – Gummistrumpf) beginnt wieder von vorne.

Über die „Nachbehandlung" bzw. „Dauerbehandlung" muß deshalb mit dem Patienten ausführlich gesprochen werden. Er muß einen festen Termin bekommen (z. B. halbjährlich oder jährlich), um zur *Kontrolle* oder *Nachbehandlung* in der Praxis zu erscheinen. Ob er dies tut, hängt nicht nur von der Überzeugungskraft des Arztes, sondern auch vom Intelligenzgrad des Patienten sowie seiner Zuverlässigkeit ab. Darauf hat der Arzt allerdings keinen Einfluß mehr.

# 3 Primäre Varicosis

# Definition

Ein wichtiges Kapitel der Phlebologie ist die primäre Varicosis. Man darf nicht vergessen, daß auch sie eine Venenerkrankung darstellt, die wie die anderen stetig zunimmt. Durch den organischen Schaden an den Venen selbst kommt es zum paradoxen Blutstrom in den Varizen. Dies ist gleichzeitig eine der wichtigsten Ursachen für die Entstehung einer Thrombose. Dazu kommt der negative kosmetische Effekt der Varizen, der viel wichtiger ist, als im allgemeinen angenommen wird (und dies durchaus nicht nur beim weiblichen Geschlecht).

Varizen sind oberflächliche Venen, die so erweitert sind, daß sie ihre Aufgabe nicht mehr erfüllen können. Es gibt die verschiedensten Stadien der Erweiterungen, wobei stets ungünstigere Veränderungen hinzukommen, so daß im Laufe der Zeit die bizarrsten Formen von Varizenbildern entstehen.

Die Ursache ihrer Entstehung ist immer noch nicht restlos geklärt. Fest steht aber, daß sie *familiär gehäuft* vorkommen, daß sie *allmählich entstehen und relativ langsam aber stetig fortschreiten* (im Gegensatz zu den sekundär auftretenden Varizen, die ziemlich schnell nach der verursachenden tiefen Thrombose in Erscheinung treten). Die Meinung, daß es sich um eine allgemeine „Bindegewebsschwäche" handelt, kann nicht mehr aufrecht gehalten werden; sehen wir doch auch bei Leistungssportlern (z. B. bei Gewichthebern), die gerade bindegewebige Körperteile enorm belasten müssen (z. B. Muskeln, Gelenke, Sehnen) starke Varizen. Es scheint, daß der primäre Vorgang beim Entstehen von Varizen eine *irreversible Degeneration der Venenwände mit Stoffwechselstörungen* ist. Im Laufe der Zeit addieren sich zusätzlich ungünstige Faktoren: Überbelastung durch längeres Stehen oder Sitzen, allgemeine Infektionen, hormonelle Umstellungen z. B. in der Schwangerschaft und der Menopause und sicherlich auch immunbiologische Vorgänge, die diesen Prozeß noch beschleunigen. Trotzdem handelt es sich bei dieser fortschreitenden Degeneration an den vorhandenen Varizen immer noch um primäre Varizen, die keinesfalls als sekundär entstandene Varizen angesehen werden können.

Hier also die verschiedensten Bilder, die im einzelnen richtig beurteilt werden müssen:

Durch die fast unendlich scheinende Bilderpalette dieser primären Varizen und ihrer Folgen einerseits sowie zumeist blande abgelaufene Thrombosen an den tiefen Venen und deren Folgen andererseits entstand wohl der unglückliche Begriff „Varicöser Symptomenkomplex". Darin ist fast alles unterbringbar: die primäre Varicosis in allen Stadien und Formen und alle Stadien des postthrombotischen Syndroms (Ödeme, Indurationen, Stauungsdermatosen, Ekzeme, Miniblutungen, Atrophie der Haut, sekundäre Varizen in jeder Größe bis zu Hautvarizen (sog. Besenreiser), die sehr leicht und häufig bluten und zum Schluß das Ulcus cruris postthromboticum).

Nach Reihenuntersuchungen bestehen bei über 50 % der arbeitenden Bevölkerung (also bei sonst gesunden Menschen) Varizen. Genauere Zahlen sprechen von 62 % Varizenträgern, wobei aber nur bei 4 % die Veränderungen zu Beschwerden führen.

Es ergibt sich nun die Frage: Wann sind Varizen als Krankheit zu betrachten und wann sind sie eine Frage der Kosmetik?

Diese Frage ist von Fall zu Fall zu entscheiden. Geht ein Mensch wegen einer Vene zum Arzt, dann ist er ein Patient und die Ursache (Varize) ist in den meisten Fällen eben doch eine Krankheit; denn es gibt kaum einen Fall von Varizen, bei dem die Erkrankung nicht fortschreitet. Es kommt mehr oder weniger rasch zur Ausbildung von Stauungen und weiterer Varizenbildung der vorher schon degenerativ entarteten Venen.

Bei der Varicosis gibt es keine Medikamente, die auch nur im geringsten auf Varizen wirken. *Varizen müssen entfernt werden.* Trotzdem gibt man bei Zuständen höchster Belastung des Venensystems (in der Schwangerschaft, in der Zeit vor und während der Menses; bei besonderer körperlicher Belastung) Venenmittel und stellt fest, daß diese bei solchen Patienten doch wirksam sind. Die Erklärung ist folgende: Ehe es zur varikösen Degeneration kommt, treten Stoffwechselstörungen an den Venenwänden auf, die durch bestimmte Stoffe (u. a. Flavenoide, Aescin) reversibel gemacht werden können und die so irreversible Degenerationen verhindern oder wenigstens verzögern.

Bei *einwandfrei gesicherter Rückflußmöglichkeit* des peripheren Blutes durch das tiefe Venensystem ist es notwendig, Varizen zu entfernen. Dies trifft auch dann zu, wenn der Klappenapparat des tiefen Venensystems nicht mehr intakt ist. Durch die Beseitigung der Varizen wird der paradoxe venöse Blutfluß, nämlich in Richtung Peripherie statt herzwärts, unterbunden. Der Stauungsdruck nach der Peripherie wird verringert und das Blut über das tiefe Venensystem jetzt richtig nach „oben“ herzwärts abgeführt.

Die Entscheidung – operatives Entfernen oder Veröden der Varizen – ist sehr schwierig und von Fall zu Fall individuell zu fällen. Im Rahmen der Fragestellung dieses Buches wird nur über die *Verödungstherapie* von Varizen gesprochen; hierbei allerdings wird nur eine *gleichzeitige Behandlung und Nachbehandlung durch lege artis durchgeführte Kompression* den Erfolg garantieren.

# Die Technik der Varizenverödung

Die Varizenverödung wird in den Abbildungen 34 – 38 demonstriert.

Durch Einbringen von gewebsfeindlichen Stoffen per injectionem in eine oder mehrere Varizen wird ein gewünschter, gezielter Schaden zunächst am Endothel erzeugt. Um dies zu erreichen (Benetzung des Varizenendothels mit dem Verödungsmittel) werden in die betreffende(n) Varize(n) ganz dünne, kurze Nadeln beim *stehenden* Patienten eingeführt.

Diese Nadeln haben den Vorteil, daß nur wenig Blut austropft. Dies ist aber ein sicheres Zeichen dafür, daß sie im Lumen liegen. Der Patient bekommt keine Angst (Kreislaufkollaps aus purer Angst), was für Patient und Arzt sehr wichtig ist. Anschließend wird der Patient auf einer geraden Fläche beinahe waagerecht gelegt, sodaß die Beine um etwa 10 cm höher liegen als der Kopf. Durch Unterlegen eines Kissens wird der Kopf des Patienten andererseits angehoben, so daß er gar nicht merkt, daß sein Kopf tiefer liegt als seine Füße. Durch diese Maßnahme wird erreicht, daß die Venen der unteren Extremitäten nahezu blutleer sind. Kleine Varizen sind bei dieser Lagerung nicht mehr sichtbar. Nur die in ihnen liegenden Nadeln zeigen ihren Weg an.

Durch die in den Varizen liegenden Nadeln wird das Verödungsmittel eingespritzt. Man verteilt es gleichmäßig auf die zu verödenden Varizen. Es wird nur wenig Verödungsmittel benötigt und doch werden alle gewünschten Gebiete erreicht.

Der Patient bleibt noch einige Minuten liegen, nachdem ihm schon vorher erklärt worden ist, daß dies nicht geschieht, weil es ihm vielleicht schlecht werden könnte, sondern nur, damit das eingespritzte Verödungsmittel genügend lange auf die Varizen einwirken kann. *Es darf möglichst lange auch kein Blut in diese Vene einfließen,* damit die geringe Menge des Verödungsmittels nicht verdünnt wird. Außerdem darf das Mittel selbst nicht unerwünscht auf dem Blutwege in andere (tiefe) Venen abfließen. Bei noch „jungen“ Varizen, hauptsächlich bei Patienten in jungen oder mittleren Jahren, sieht man fast immer bald, daß sich die Varizen zu einem „lumenlosen“ harten Strang zusammenziehen. Könnte dieser Zustand einige Tage so gehalten werden, so wären alle Probleme der Varizenverödung gelöst. Da aber die Varizen vorher nicht restlos blutleer zu machen sind und nach der Verödung doch etwas Blut einfließt, obwohl der *Kompressionsverband beim liegenden Patienten* angelegt wird, entsteht aus diesem Blut ein Thrombus, der die ganze Varize durchzieht. Er stellt einen „Klebestreifen“ von ca. nur einem Millimeter Dicke dar (an Varixknoten oder gar an „Venenaneurysmen“ wird er entsprechend dicker sein).

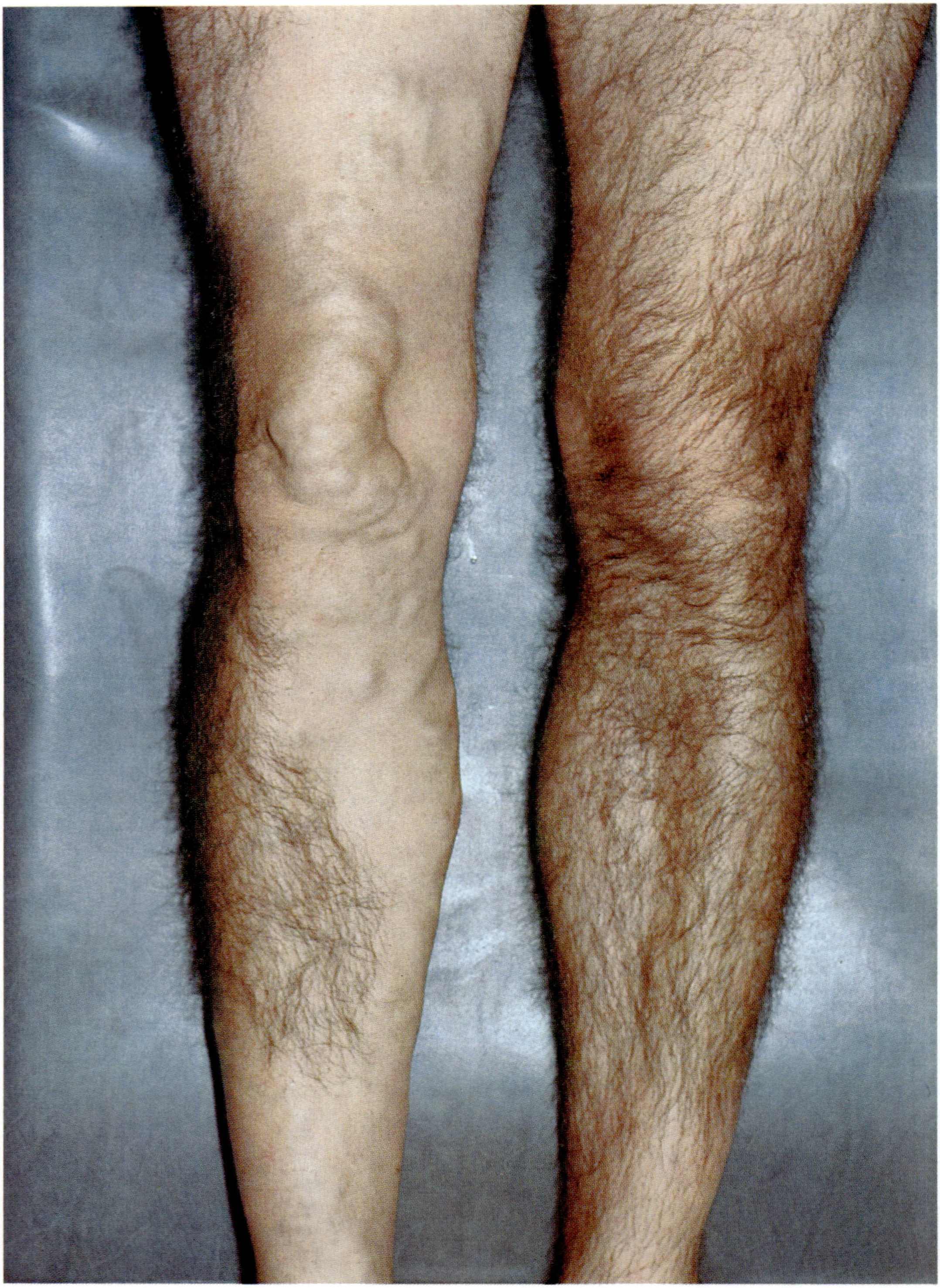

**Abb. 34 Primäre Varizen.**

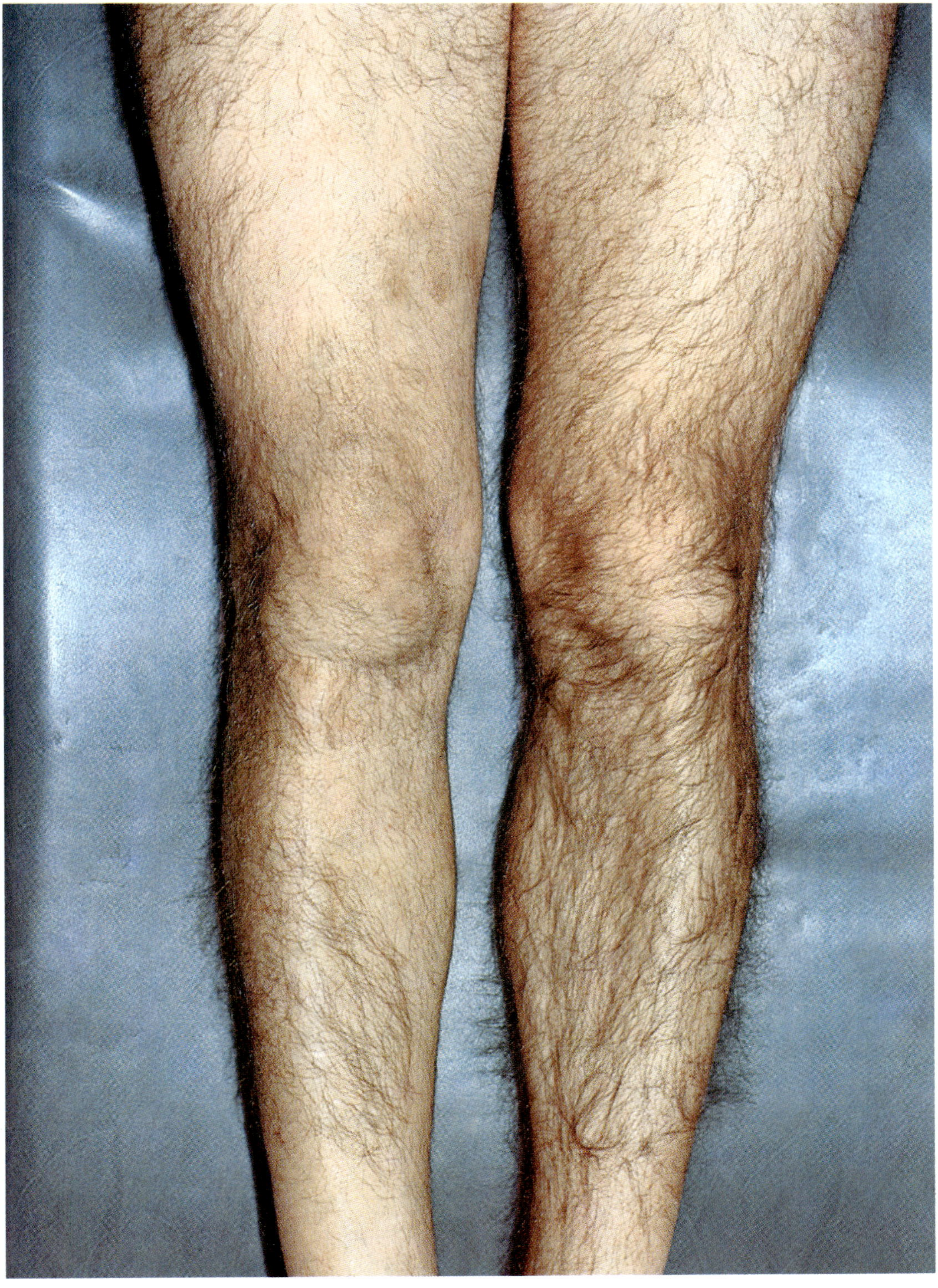

**Abb. 35** Fall von Abb. 34. Sechs Wochen nach Verödung.

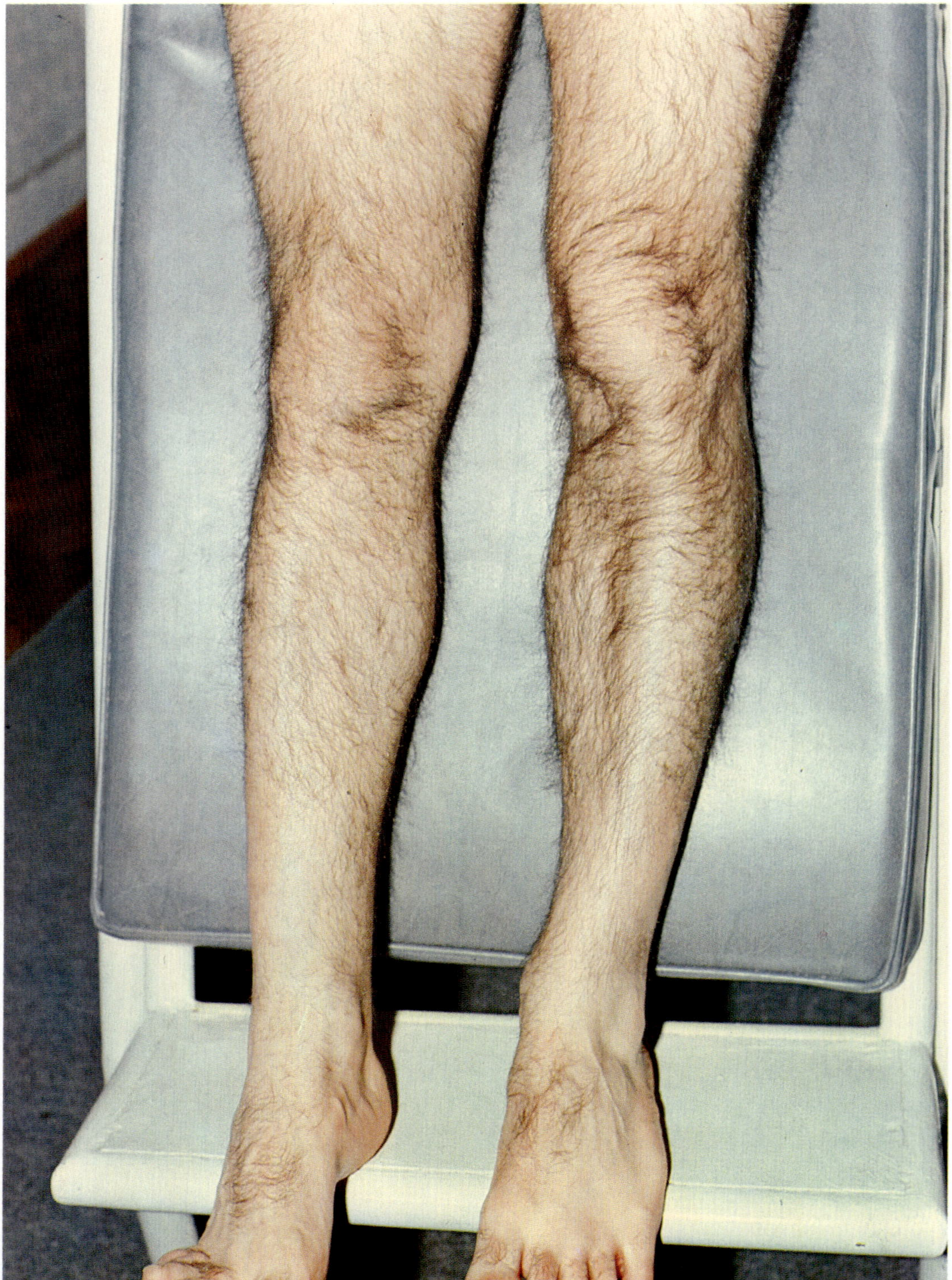

**Abb. 36** Fall von Abb. 34 und 35. Ein Jahr nach Verödung.

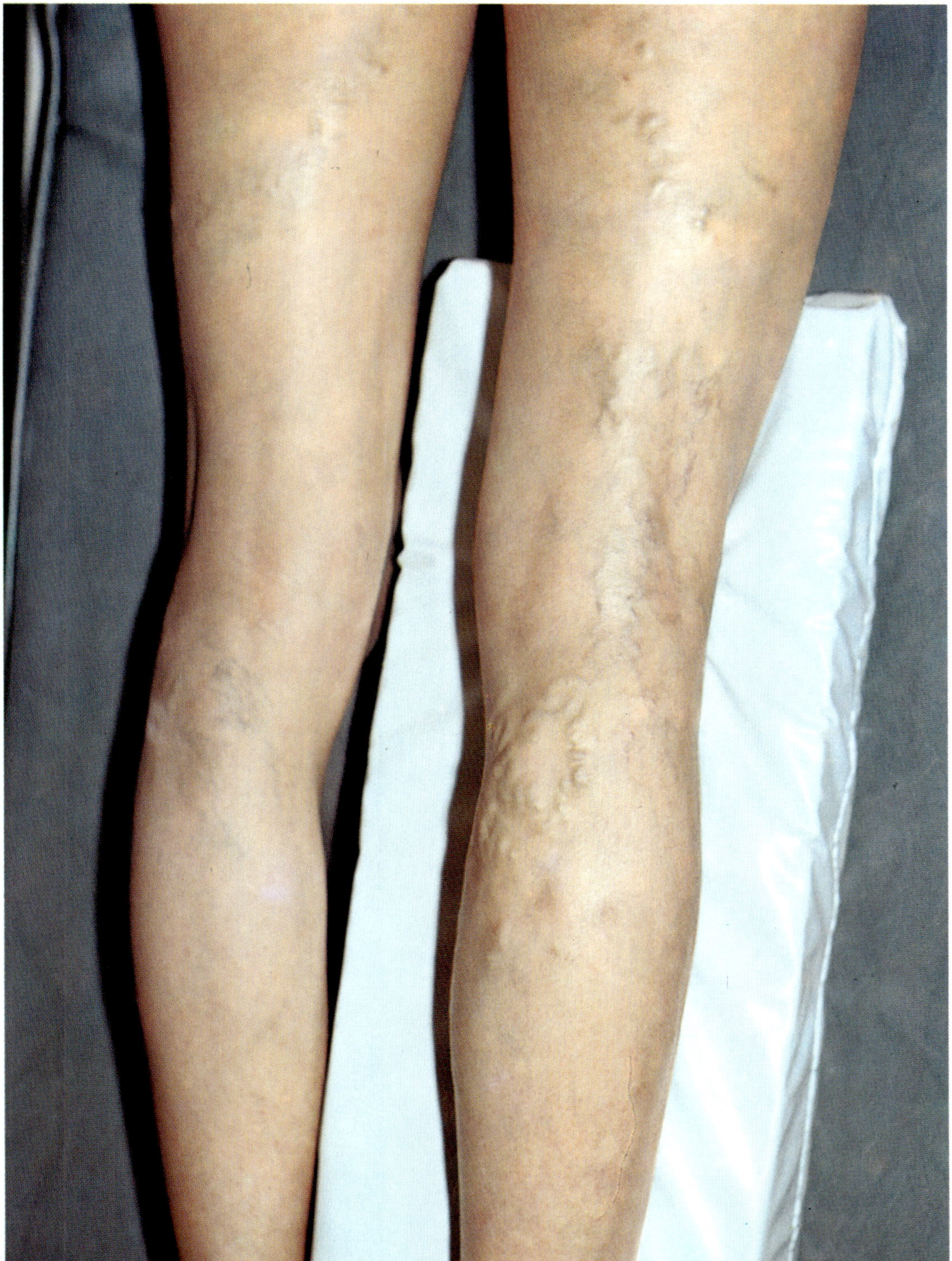

Abb. 37 Primäre Unter- und Oberschenkelvarizen (V. saphena parva und necessoria).

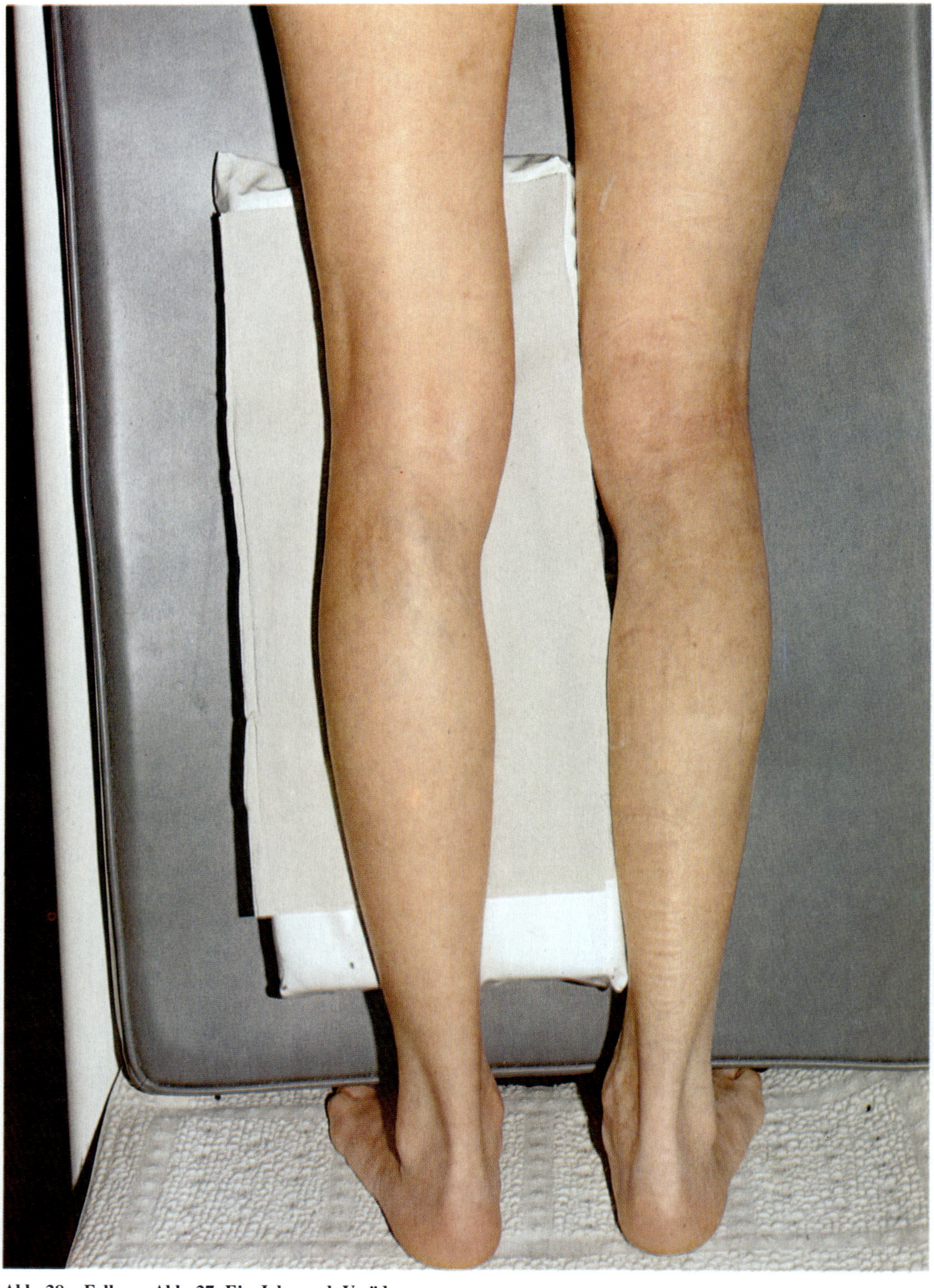

**Abb. 38** Fall von Abb. 37. Ein Jahr nach Verödung.

An dieser „Thrombusschicht“ und an der Gefäßwand läuft nun eine begrenzte, erwünschte Entzündung ab, die individuell sehr verschieden ist und ebenso individuell vom Patienten bemerkt wird: zwischen „kaum etwas gespürt“ bis zu recht heftigen Schmerzen. Der Verband wird nach 1 – 3 Tagen entfernt, *wobei der Termin vom Arzt, nicht vom Patienten bestimmt wird.* Die verödeten Varizen sind auch in den Fällen, die nichts gemerkt haben wollen, immer druckschmerzhaft. Somit hat das Verödungsmittel auch hier gewirkt. Durch das Zusammenwirken von Gefäßwandschädigung (verbindender Thrombus – Entzündung – Schrumpfung) und Kompression, wird – je nach Ausmaß und Zustand der Varizen – dieser künstlich erzeugte Entzündungsprozeß diese Varize oder Varizen zu einem lumenlosen dünnen Strang machen. Ist dies geglückt, dann sind auch alle Abgänge (Vv. perforantes) mit verödet und ein Rezidiv ist nicht mehr möglich.

Eine Rekanalisation verödeter Varizen ist natürlich möglich, wenn die oben angeführten Maßnahmen nicht am Anfang lege artis durchgeführt werden und wenn nicht lange genug das Tragen von Kompressionsgummistrümpfen durchgeführt wird. Nur bei der Rekanalisierung derselben Varizen kann von einem Rezidiv gesprochen werden.

Das Neuauftreten von Varizen einige Monate oder Jahre nach erfolgreicher Varizenverödung ist kein Rezidiv, sondern ein „Pseudorezidiv“ (Abb. 39 – 42). Treten Varizen schon wenige Wochen nach der Verödung auf, so waren die Venen schon vorher degeneriert und zumeist konnte dies auch schon vorher erkannt werden, so daß sowohl beim Patienten als auch beim Arzt keine Enttäuschung aufkommt. Ein solcher Fall kann natürlich auch nach Operationen eintreten, wo die erkennbaren Varizen doch entfernt worden waren. Solche „Pseudorezidive“ entstehen dann, wenn degenerative Venen zwar noch nicht als Varizen erkennbar sind, nach der Verödung der Varizen aber selbst nicht imstande sind, die geringe zusätzliche Belastung der Rückführung des venösen Blutes in die tiefen Venen zu gewährleisten. Auch zur Überwindung dieser zusätzlichen Belastung (sozusagen als Starthilfe) dienen die Kompressionsverbände.

Bewirkt die geringfügige Mehrleistung trotzdem eine schnelle pathologische Erweiterung der schon degenerierten Venen, dann muß exakt festgestellt werden, ob es sich um eine wirklich „neue“ Varize handelt oder um die Rekanalisation einer eben verödeten Varize.

Ist das letztere der Fall, dann handelt es sich (vorausgesetzt daß die Verödung lege artis war) zumeist um eine Sekundärvarize, die man natürlich nicht veröden darf und zum Glück nicht veröden kann. Aufgrund der paradoxen Strömungsrichtung und des paradoxen Druckes in dieser Varize werden nämlich Sekundärvarizen, die die Folge von Verschlüssen der tiefen Venen sind, immer wieder rekanalisiert. Wäre dies nicht der Fall, so würden nach erfolgreicher Verödung Ödeme auftreten, wie es manchmal nach Operationen zu sehen ist.

Sehr weite, seit langem bestehende Varizen sind oft so sklerosiert, daß sie selbst beim Hochlagern der Beine nicht mehr „zusammenfallen“, sondern als harte Venen (wie Zementrohre) zu fühlen und zu sehen sind. Bei der Verödung dieser Varizen (zumeist die Saphena magna im Oberschenkelbereich) wirkt das Verödungsmittel nicht oder nicht stark und tief genug, um die Varizenwand zu schädigen. Es ist hier nicht leicht, die Varizenwände aneinander zu pressen und so zu halten, daß ein wesentlich stärkerer, dickerer Thrombus entsteht. In diesem

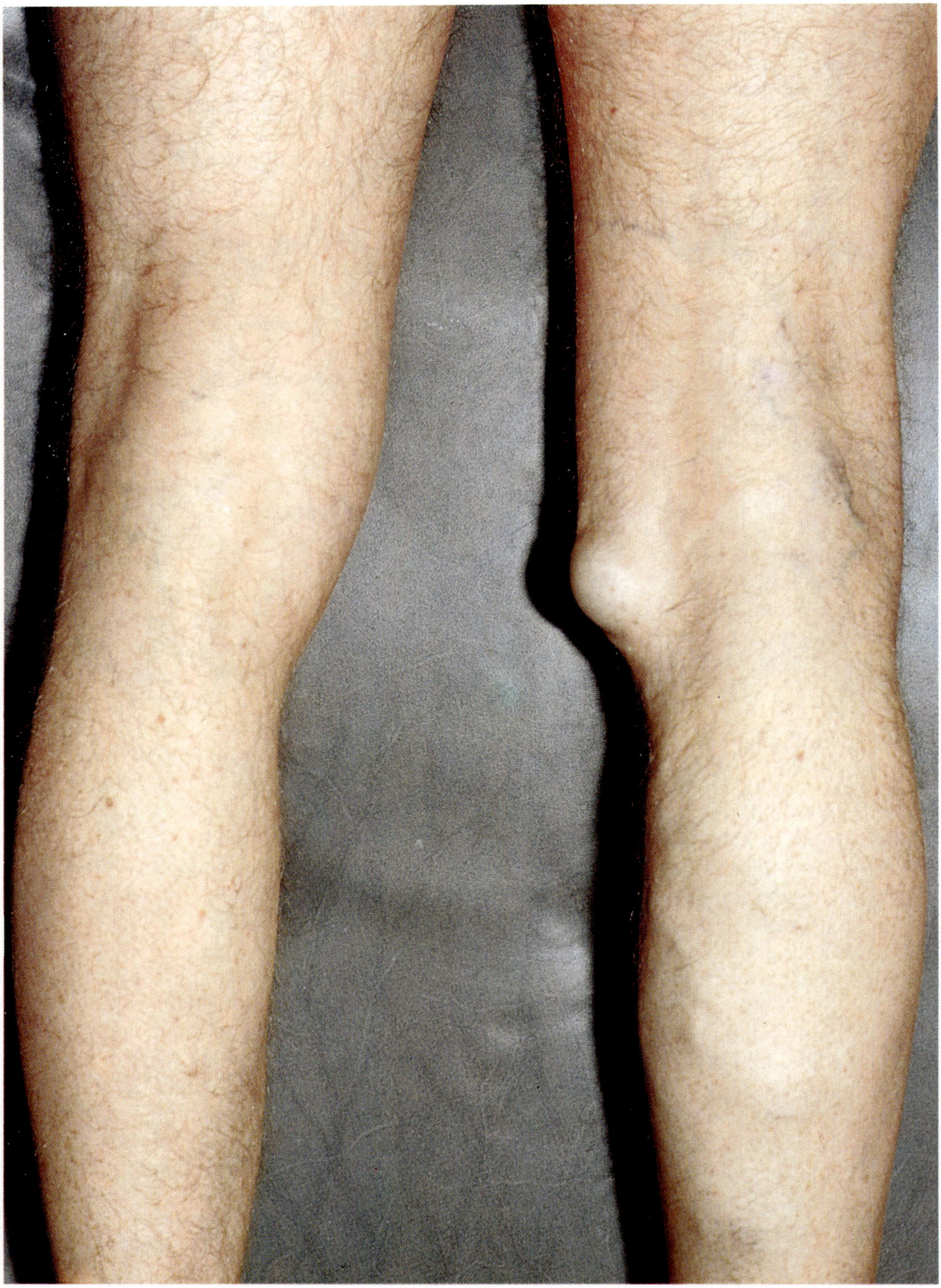

**Abb. 39 Varicosis mit Venenaneurysma.**

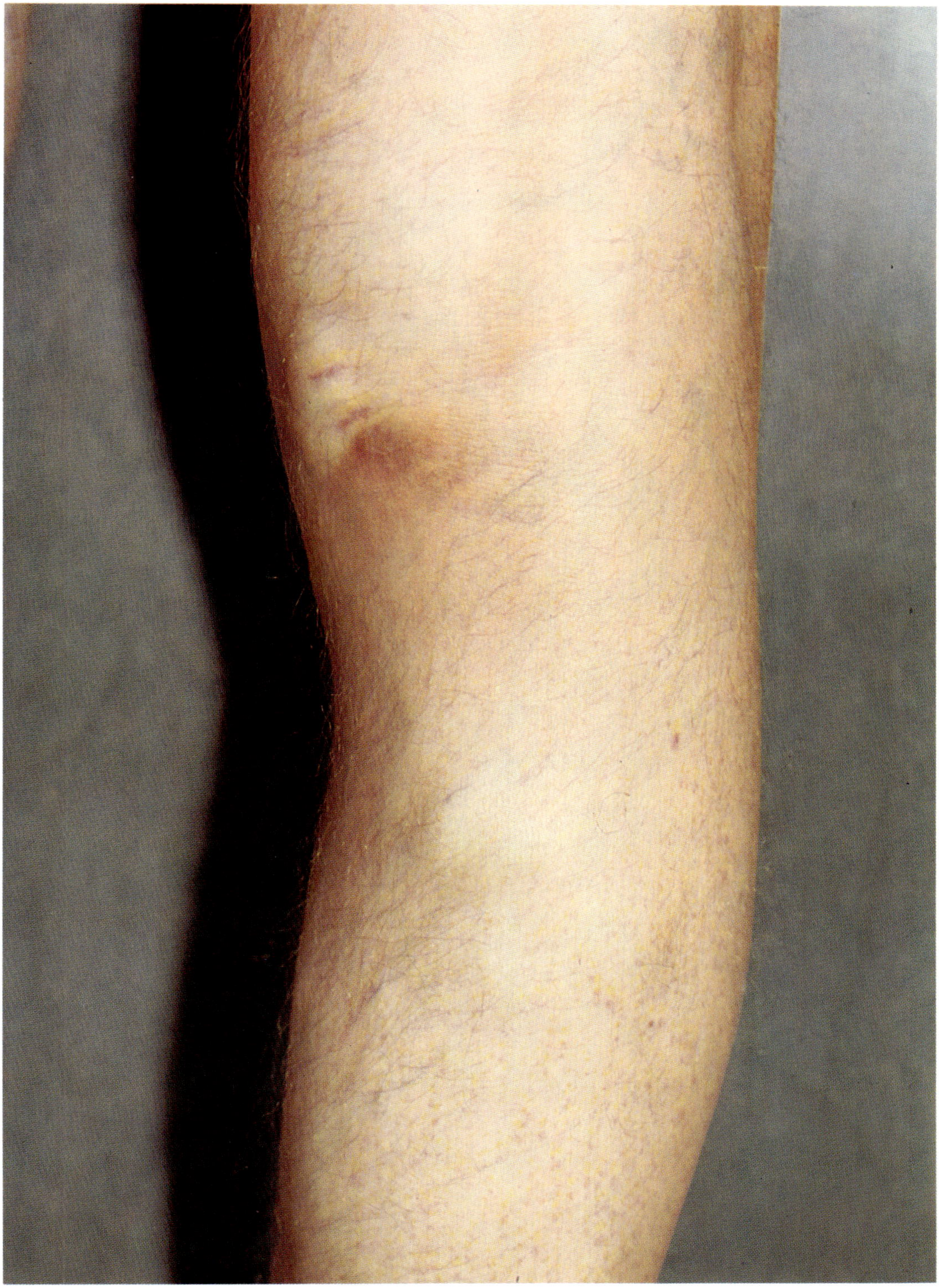

**Abb. 40** Fall von Abb. 39. Venenaneurysma 4 Wochen nach Verödung.

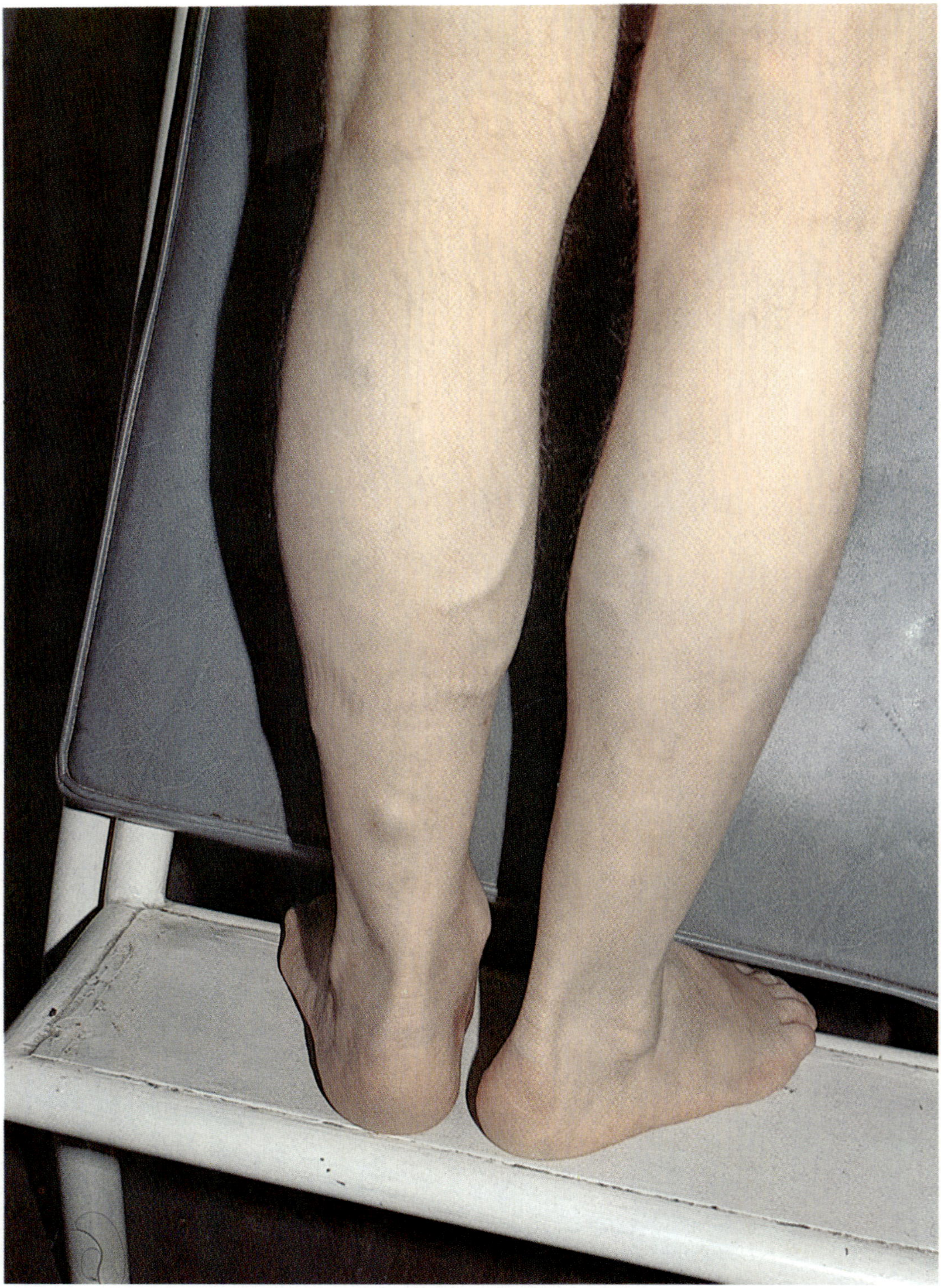

Abb. 41 Varicosis (Pseudorezidive) mit Aneurysma nach Stripping vor 3 Jahren.

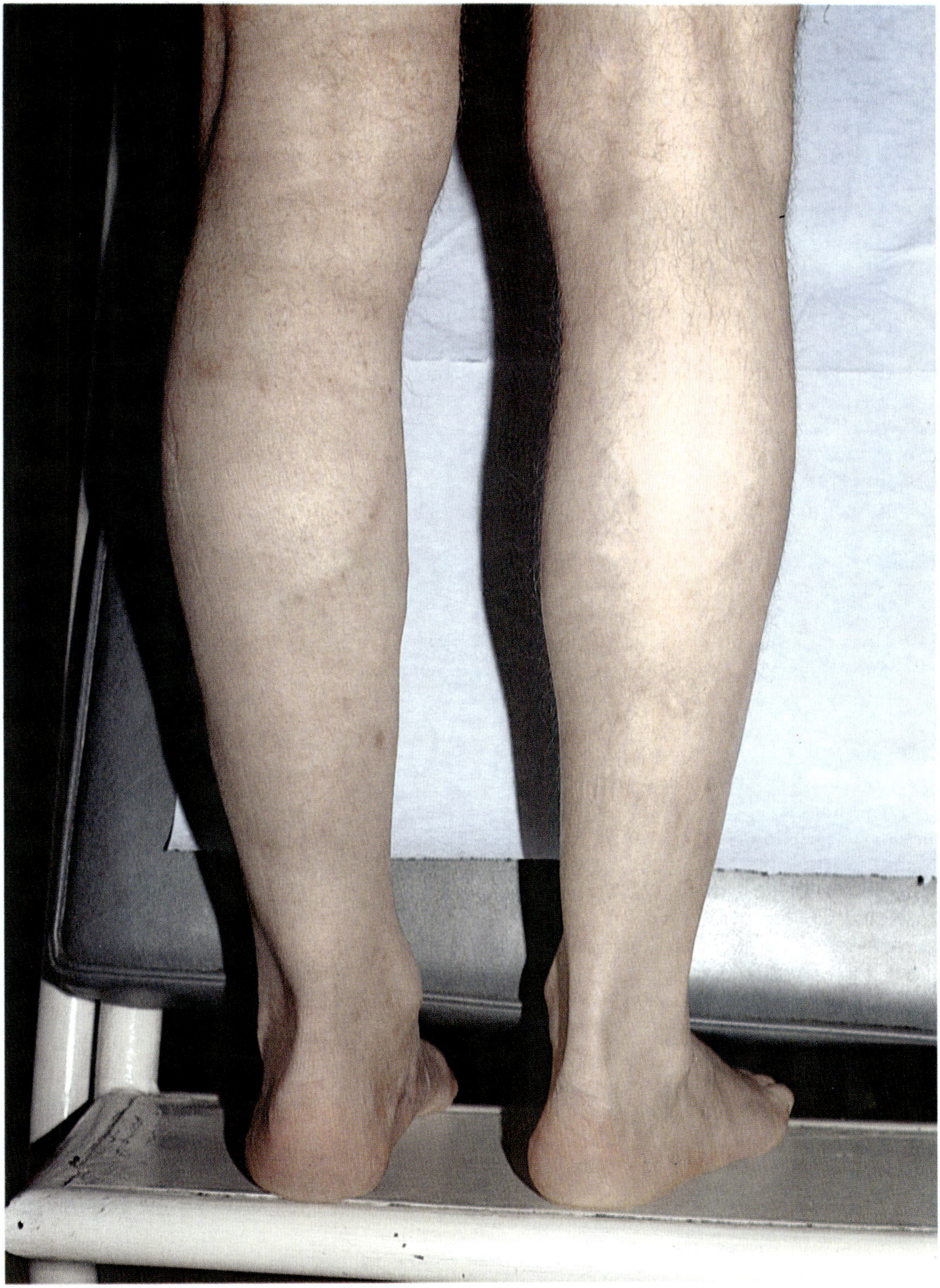

**Abb. 42** Fall von Abb. 41. Zwei Monate nach der Verödung.

Fall ist eine Rekanalisation am ehesten möglich. *Darum unterbindet man solche Varizen am approximalsten Punkt,* manchmal sogar an zwei oder mehreren Stellen darunter. Dadurch wird erreicht, daß erstens der Thrombus nicht dick wird, und zweitens eine stärkere Reaktion (Entzündung) vom Verödungsmittel ausgelöst wird und somit der Prozeß der Verödung schneller abläuft. Trotzdem entstehende größere Thromben und Blutreste in den verödeten Varizen werden nach wenigen Tagen durch kleine, kosmetisch kaum sichtbare Inzisionen beseitigt, damit nichts durch die Venenwände ins Unterhautzellgewebe und in die Haut selbst diffundiert und dort zur Verfärbung führen kann. Hierbei muß die Kompressionsbehandlung mit Verbänden durch Maßgummistrümpfe fortgeführt werden, bis die Verödung vollständig ist. Das Absetzen der Maßgummistrümpfe entscheidet allein der Arzt.

Ganz besondere Aufmerksamkeit muß den „Besenreiservarizen" gewidmet werden, die in der Praxis recht häufig vorkommen. Nur der Begriff „Besenreiser" ist nicht glücklich bzw. aktuell (denn wer aus der jetzigen Generation hat schon Gelegenheit, einen Besenstrauch zu sehen?). Die Besenreiservarizen entstehen dadurch, daß sich der Stauungsdruck in der übergeordneten größeren Vene bis in die kleinsten Hautvenen fortsetzt und diese maximal zu Varizen weitet. Diese Erscheinung kann überall vorkommen, doch „Besenreiservarizen" werden oft an recht typischen Stellen lokalisiert. „Besenreiservarizen" sind möglicherweise ihrer Natur nach Sekundärvarizen und sind Zeichen von chronisch-venöser Insuffizienz. Sie müssen nach Möglichkeit *trotzdem verödet werden,* vor allem, weil sie im Unterschenkelbereich oft zu *Spontanblutungen* führen. Im Kniekehlenbereich und am Oberschenkel sind sie für den Patienten schon aus rein kosmetischen Gründen sehr wichtig und manchmal bedeuten sie für ihn eine psychische Belastung.

Die Verödung dieser Besenreiservarizen (Abb. 43 – 49), die nichts weiter als in der Haut liegende, kleinste Venen sind, macht bei viel Zeitaufwand sehr viel mehr Schwierigkeiten, als man annehmen sollte. Das liegt erstens in der Natur der geschilderten Ursache der Entstehung und zweitens daran, daß die Hersteller von Verödungsmitteln eine Methode angeben, die nicht stimmt und so auch nicht zum Erfolg führt. Da diese kleinsten Varizen in der Regel oft gar nicht punktiert werden können, wird von Herstellern der Verödungsmittel geraten, mit Verödungsmittel in sehr schwacher Konzentration den ganzen Bereich der Besenreiservarizen mit vielen kleinen Hautquaddeln zu übersähen in der Hoffnung, diese Hautvarizen zu erreichen, damit es so fast von selbst zur Verödung dieser kleinsten Venen kommt. Wenn man dies befolgt, selbst wenn man anschließend noch so gewissenhaft und planmäßig diese Stelle komprimiert, sind die Erfolge mehr als mäßig und zudem meist kosmetisch nicht zufriedenstellend.

Besser, aber eben auch mühevoller ist es, bei diesen Hautvarizen, die oft als rotviolette Flächen erscheinen, die abführende „schuldige" Varize zu suchen. Die Kunst ist es, die richtige größere vorgelagerte Vene zu punktieren (oder auch zwei bzw. mehrere), da ja meist mehrere Abflußmöglichkeiten vorhanden sind. *Von der punktierten Varize aus läßt man das stark verdünnte Verödungsmittel einlaufen.* Um es noch einmal zu betonen: das Verödungsmittel muß *stark verdünnt* sein. Die im Handel befindlichen Verödungsmittel müssen dazu in manchen Fällen mehrfach verdünnt werden. Dieses Mittel kann man so in relativ großer Menge bei kleinster Konzentration einspritzen, damit die kleinsten Venen und ein großflächiger Umfang erreicht werden. Die vorgelagerten Venen, die „Varizenäste", von denen aus man das Verödungsmittel ein-

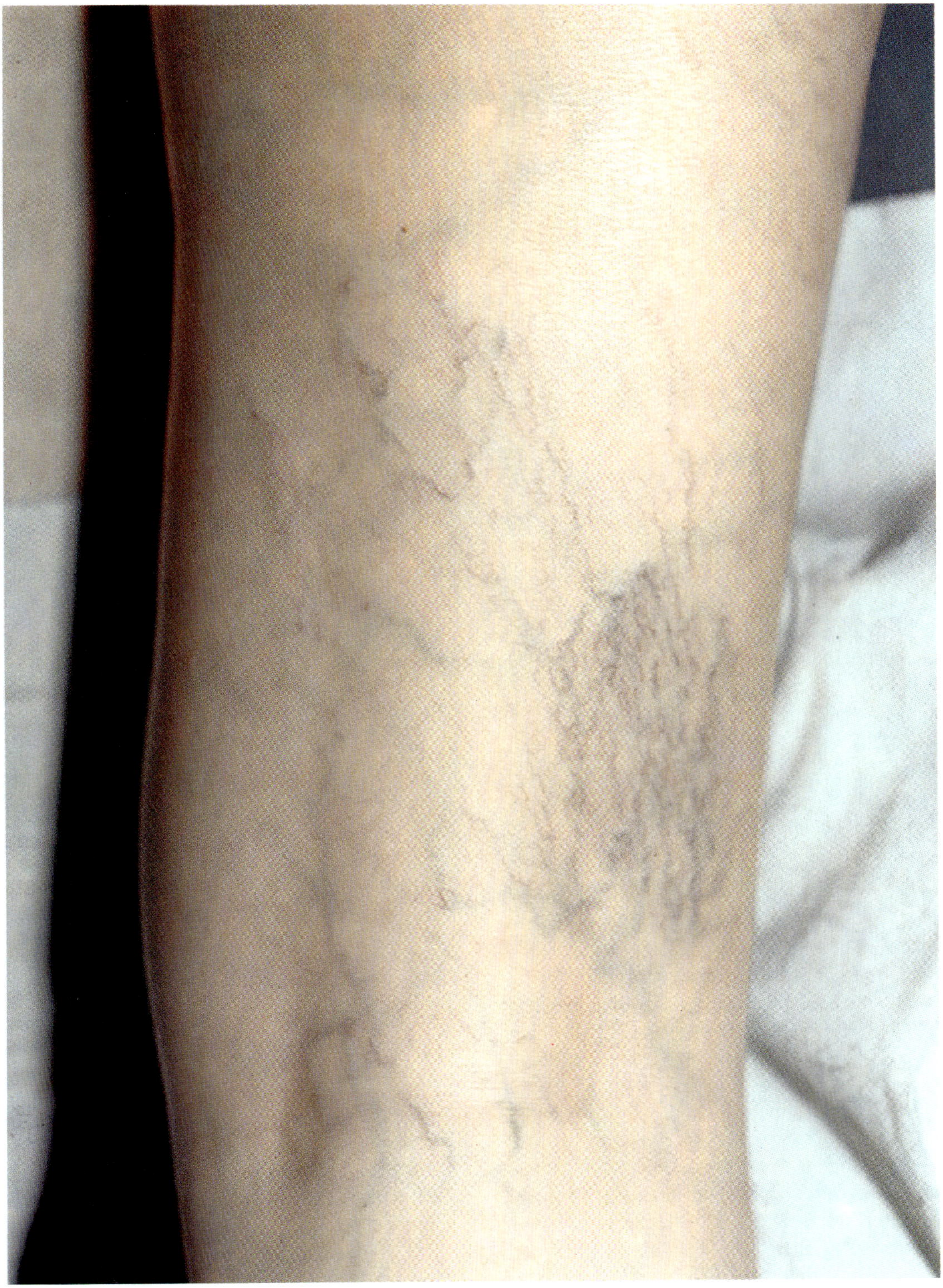

Abb. 43 Haut- bzw. Besenreiservarizen; Kniekehle und Oberschenkel.

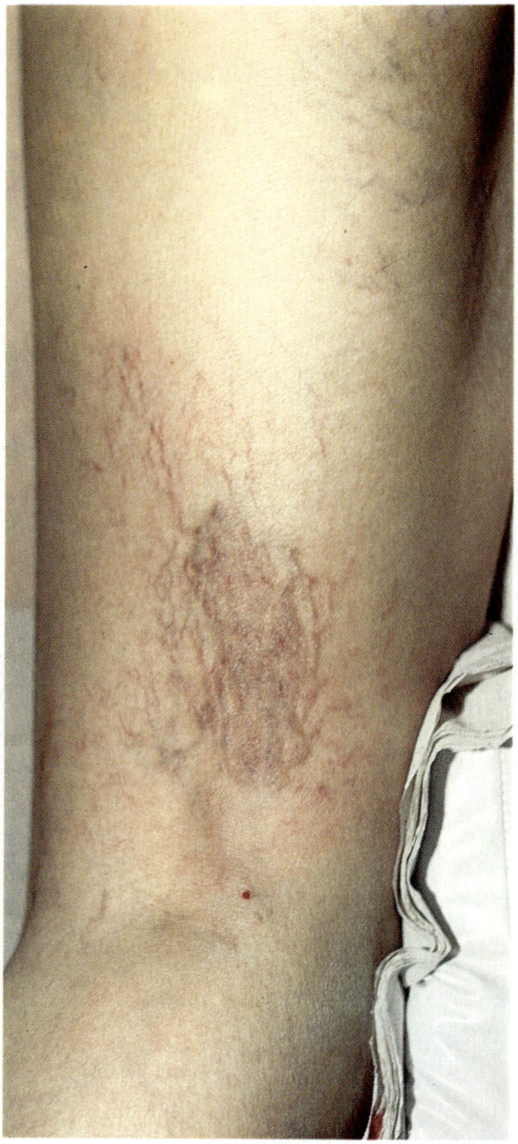

**Abb. 44** Fall von Abb. 43. Alle Varizen wurden von einer Einstichstelle aus vom Verödungsmittel erreicht.

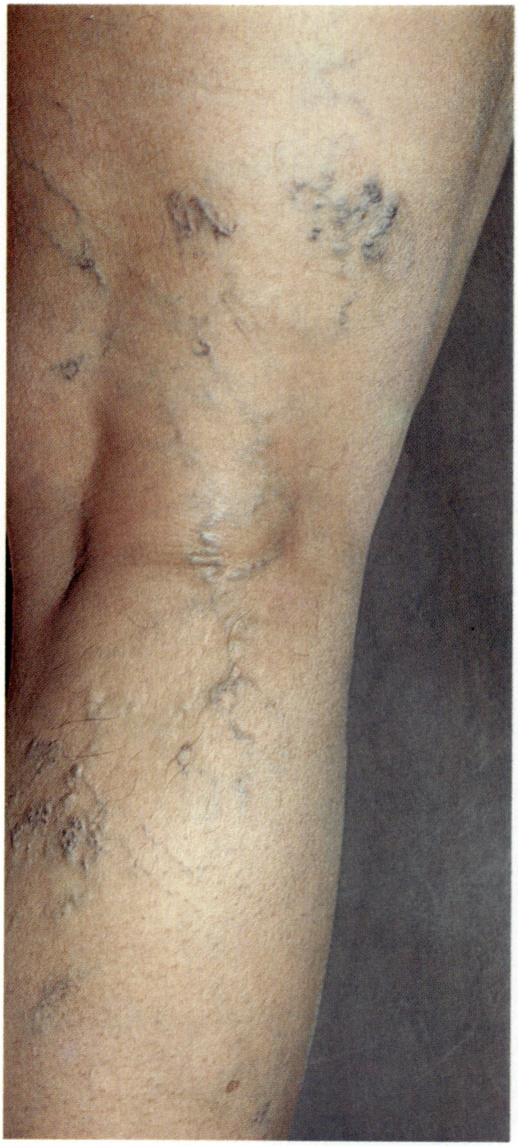

**Abb. 45** Hautvarizen.

bringt und in denen noch die Nadeln liegen, werden sogleich hinterher mit einer kleinen Menge etwas höher konzentrierter Lösung ebenfalls verödet. Ist die Verödung gelungen, so sieht man wenige Minuten nach der Injektion, wie sich weit entfernt von der Nadel Varizen oder ganze Flächen kontrahieren, hellrot werden und sich geradezu aus der Haut „herausheben“.

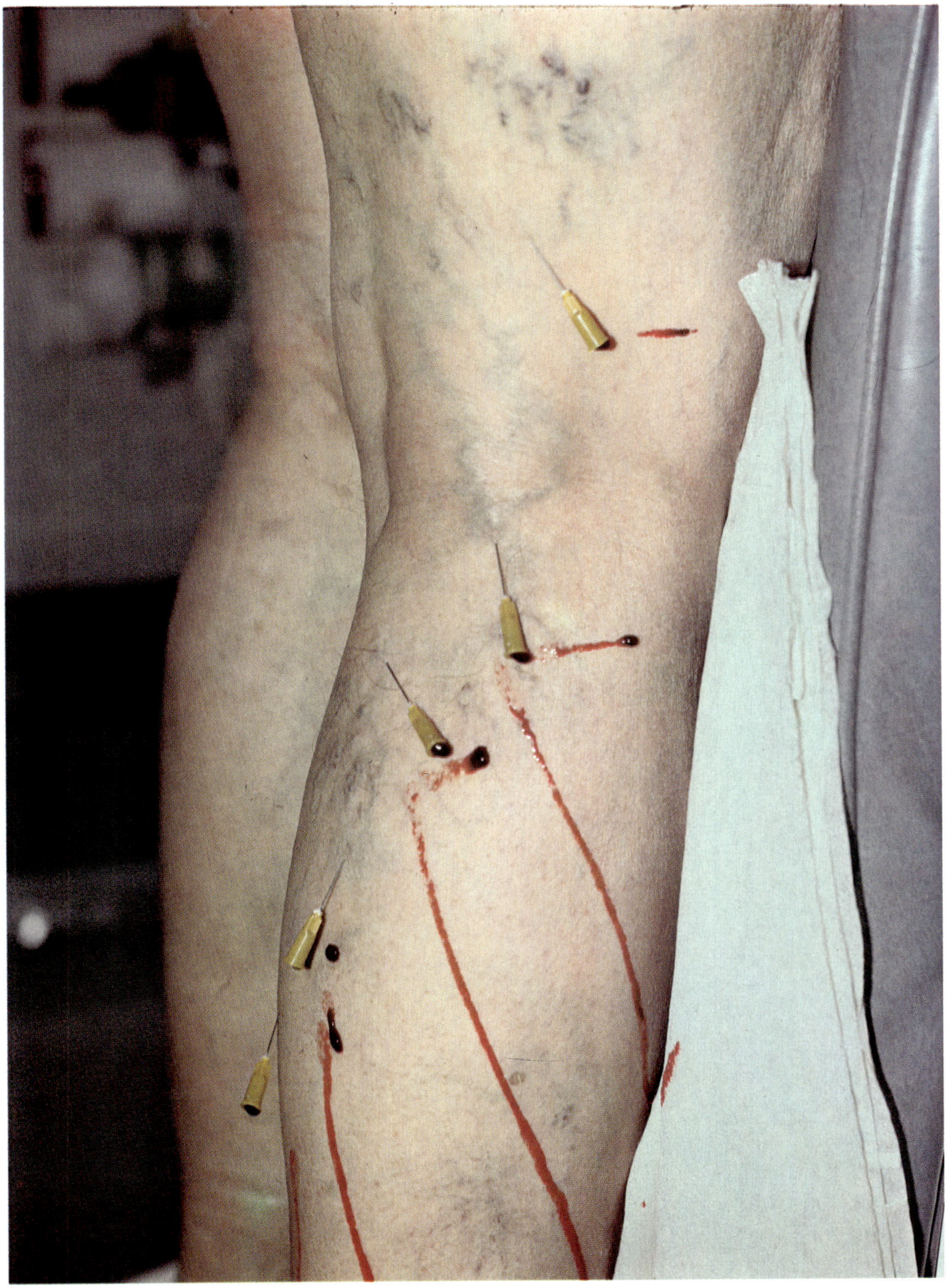

**Abb. 46** Fall von Abb. 45. Verödung (in den Venen liegende Nadeln).

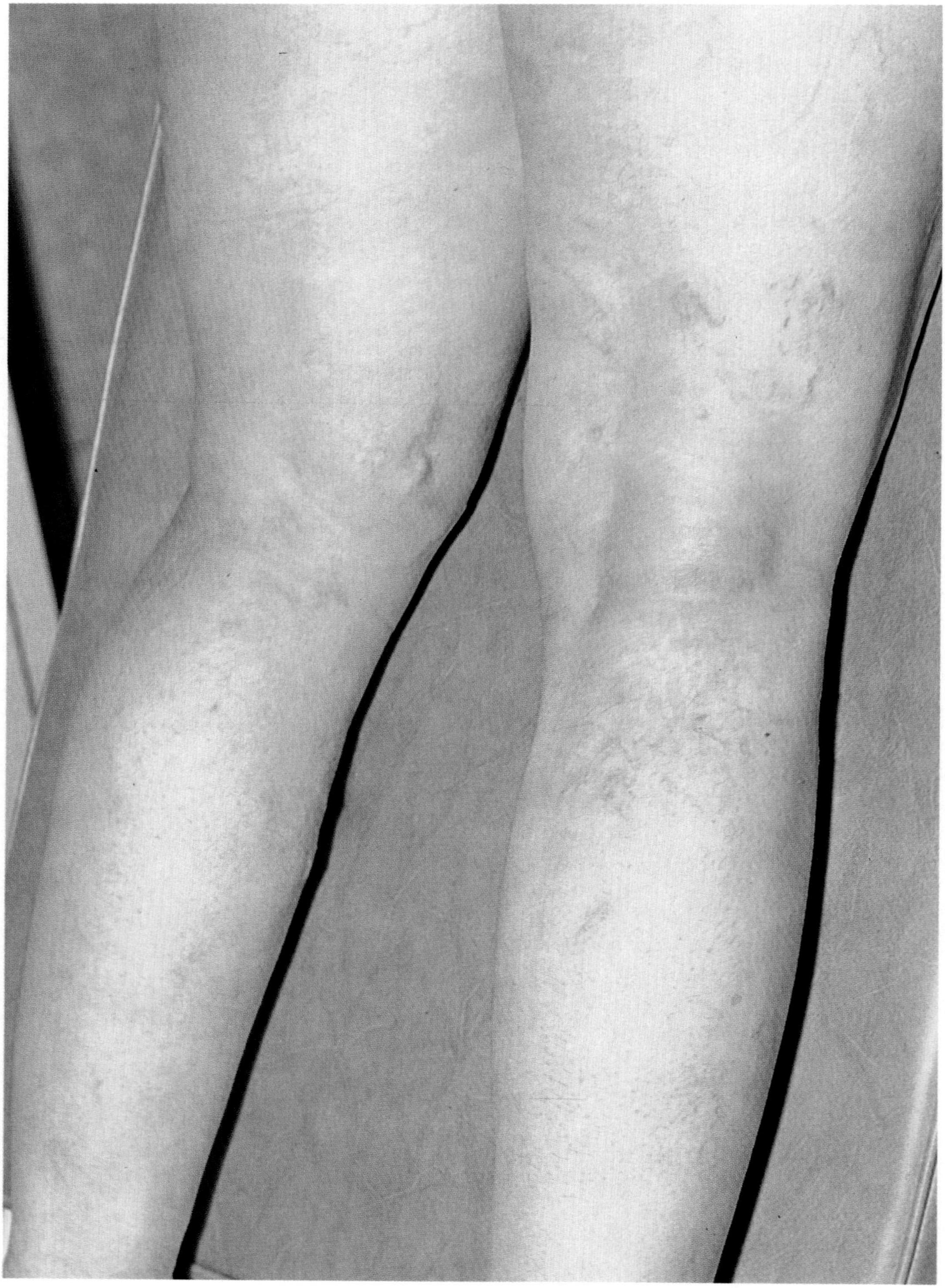

**Abb. 47** Fall von Abb. 45 und 46. Ein Monat nach der Verödung und Kompressionsbehandlung.

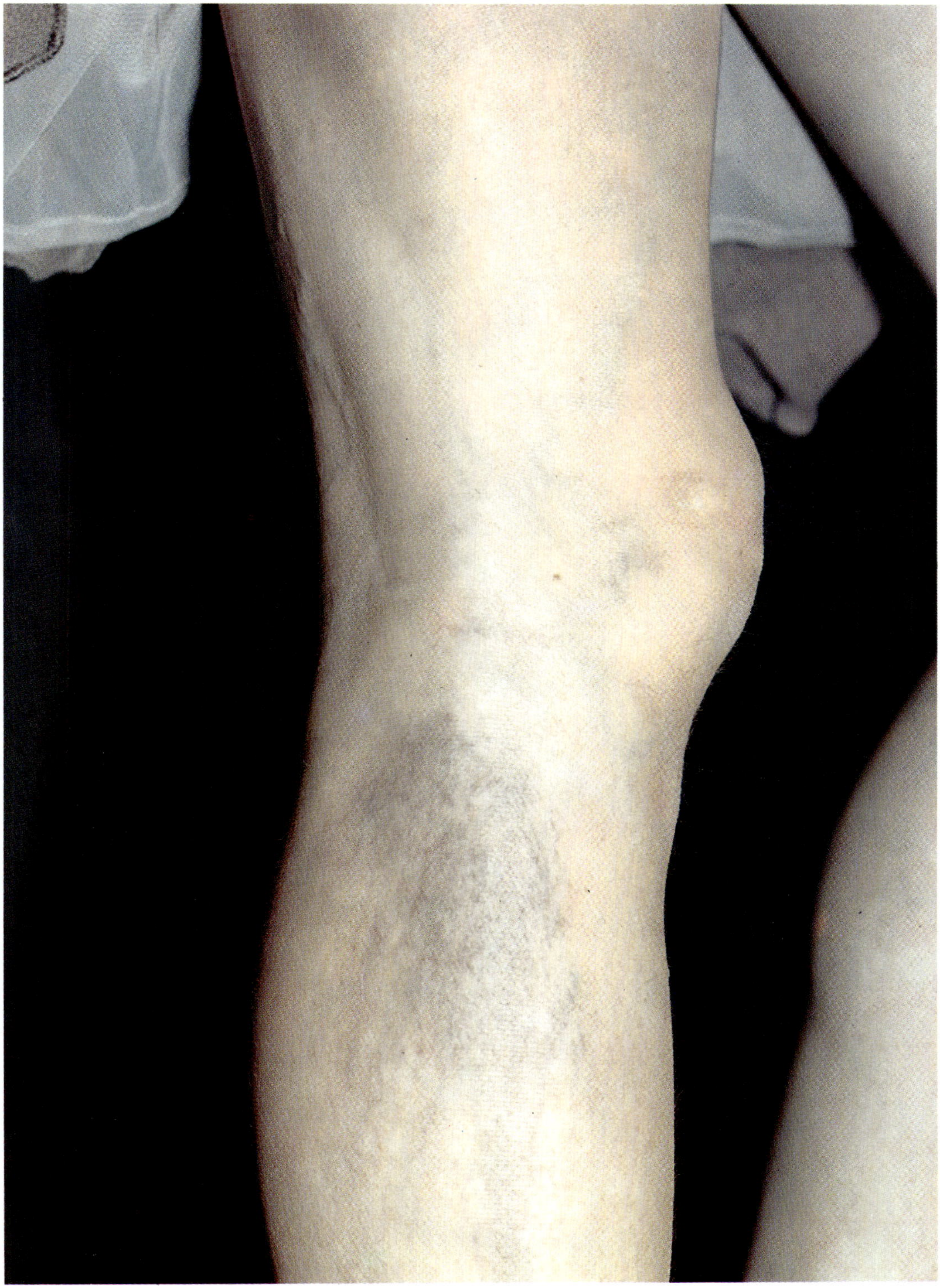

**Abb. 48 Hautvarizen in einer Sitzung verödet.**

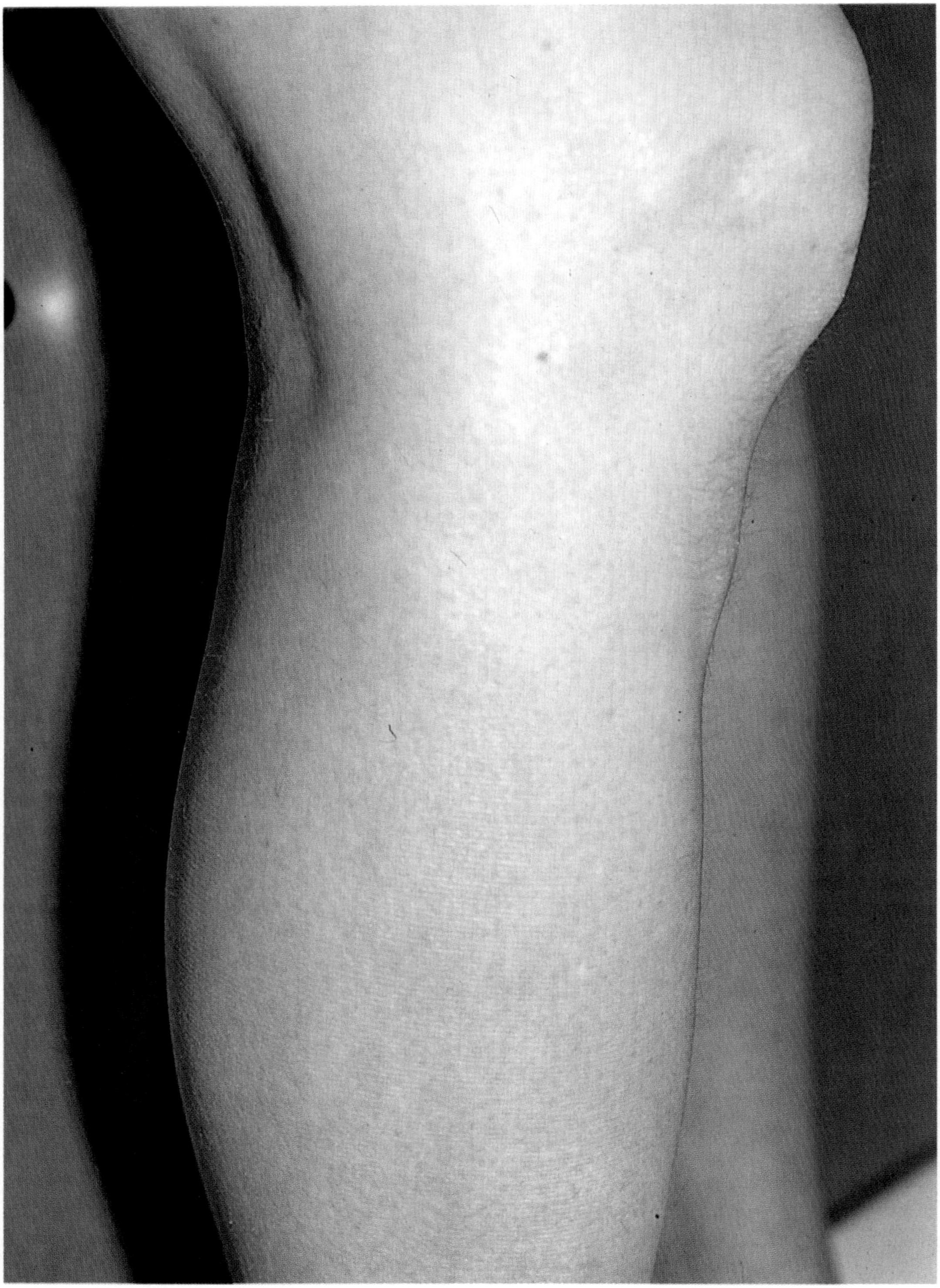

Abb. 49 Fall von Abb. 48. Vier Monate danach (Nahaufnahme).

# Verödung von Varizen bei Patienten, die unter Antikoagulantien stehen

Bei Patienten, die wegen einer anderen Erkrankung (z. B. Herzklappenfehler, Herzklappenersatz) unter Antikoagulantien stehen, können die Varizen nach dieser Methode *ohne jedes Risiko* verödet werden. Daß dadurch der gesamte Kreislauf – je nach Ausmaß der belastenden Varicosis – nur besser werden kann, ist leicht verständlich.

# Varizen in der Schwangerschaft

Varizen in der Schwangerschaft sollten *nicht verödet* werden. Dafür sind insbesondere zwei Gründe ausschlaggebend:

1. Man kann in der Schwangerschaft durch gute und für den einzelnen Fall individuell angemessene Gummistrümpfe die Ausdehnung der Varicosis und die Beschwerden verhindern. Sollten bei einer Schwangeren durch diese Varicosis bereits Stauungen und Ödeme bestehen, dann müssen diese erst durch Kompressionsverbände beseitigt und dann der Gummistrumpf angemessen werden.

2. Mit dieser Behandlung wird die Varicosis in sehr erträglichem Rahmen gehalten. Erfahrungsgemäß verschwindet ein großer Teil der Varizen nach der Schwangerschaft spontan, wenn die Gummistrümpfe nach der Geburt noch einige Wochen weitergetragen werden.

Jedenfalls sollten die Patientinnen angehalten werden, sich 3 – 6 Monate nach der Geburt unbedingt wieder vorzustellen, damit dann noch bestehende Varizen behandelt bzw. verödet werden können.

# 4 Venenriß – Bluterguß

Ein wichtiges Kapitel der Phlebologie ist der Venenriß im Bereich der unteren Extremitäten. Er kommt viel häufiger vor, als man glaubt. Leider wird er nur selten sofort erkannt und später ist er als solcher nicht mehr so leicht zu diagnostizieren. Venenrisse und ihre Folgen sind erstens von der Lokalisation und zweitens vom Ausmaß des Risses abhängig.

Bei oberflächlichen Venen kommt es in erster Linie *durch Traumen* zum Venenriß (Abb. 50 – 52). Bei der traumatischen Einwirkung kann der Patient nur die durch das Trauma verursachten Schmerzen wahrnehmen und das Geschehen selbst nicht beurteilen. Zumeist ist ja beim Trauma auch nicht nur eine Vene, sondern auch anderes Gewebe betroffen. Ist aber durch die traumatische Einwirkung eine größere Vene gerissen, ohne daß die darüberliegende Haut verletzt wurde, so wird sich zuerst die Schwellung zeigen, später der Bluterguß.

*Auch Spontanrisse kommen vor.* Dabei werden ausnahmslos degenerierte Venen, d. h. Varizen, betroffen. Der weitere Verlauf ist ähnlich wie oben geschildert, nur daß bei bestehender Varicosis der Bluterguß und die damit verbundene Stauung nicht so schnell resorbiert wird. Die Neigung zu einer Entzündung sowohl dieser Vene als auch der Umgebung ist in diesem Fall sehr groß. *Oft entstehen solche Risse an Varixknoten,* die sowieso nur noch von einer *degenerierten, atrophierten* (oft seidenpapierdünnen) *Haut bedeckt* sind. Infolge des hydrostatischen Druckes reißt diese Haut und es kommt zu einer Blutung nach außen, die den Patient in seinem Schrecken hilflos macht. Solche Stellen können aber vorher schon erkannt werden. Der Patient sollte auf die Möglichkeit eines Risses vorbereitet sein. Solche Stellen gehören prophylaktisch verödet (s. S. 78, Abb. 45).

Besonders *schmerzhaft ist der Riß einer tiefen Vene.* Das ist eigentlich ganz selbstverständlich, denn wenn es *durch ein Trauma* zu einem tiefen Venenriß kommt, muß die Gewalteinwirkung entsprechend groß gewesen sein. Zumeist sieht man Quetschungen, am häufigsten am Unterschenkel. Dabei blutet es in die Logen (Septum intermusculare) zwischen den Muskeln, aber auch in die Muskulatur selbst. Das betreffende Bein schwillt sehr rasch an, die Muskulatur ist hart und verkrampft, die Schmerzen sind sehr stark. Eine Palpation ist praktisch nicht möglich.

*Seltener ist ein Spontanriß an den tiefen Venen.* Dabei ist immer nur eine Vene betroffen. Die Beschwerden des Patienten sind im Verhältnis zum äußeren Bild so stark, daß sie ihm oft gar nicht geglaubt werden. Zum Spontanriß kommt es häufig zufällig meist an einer durch Degeneration oder durch lokale sklerotische Veränderungen oder durch abgelaufene entzündliche Prozesse erkrankten Vene. Oft ist der auslösende Moment eine plötzliche, ruckartige Bewegung, die in gar keinem Verhältnis zu dem dadurch verursachten Venenriß steht. Häufig werden umstehende Personen verdächtigt, diese Gewalteinwirkung verursacht zu haben. Die Blutung aus einer solchen Vene ist nicht groß, verbreitet sich ebenfalls in den Muskellogen, durchdringt die Muskulatur und sämtliche Gewebe. Diese Blutung hält sich allerdings in ihrem Ausmaß in Grenzen, so daß bei der Inspektion (bald nach dem Venenriß) praktisch nichts zu sehen ist. Bei sehr vorsichtiger Palpation zeigt die lokal verhärtete Muskulatur den ungefähren Ort des Venenrisses an.

Dieses Krankheitsbild wird meist als Muskelriß diagnostiziert und mit strikter Immobilisation behandelt. Nach einigen Tagen wird dann die Diagnose auf tiefe Thrombophlebitis revidiert. Es werden die entsprechenden zusätzlichen Medikamente verordnet. Sind in diesem Fall die Medikamente Antikoagulantien, dann kann eine „Patientenkarriere" entstehen, deren Ende man sich nicht auszudenken wagt.

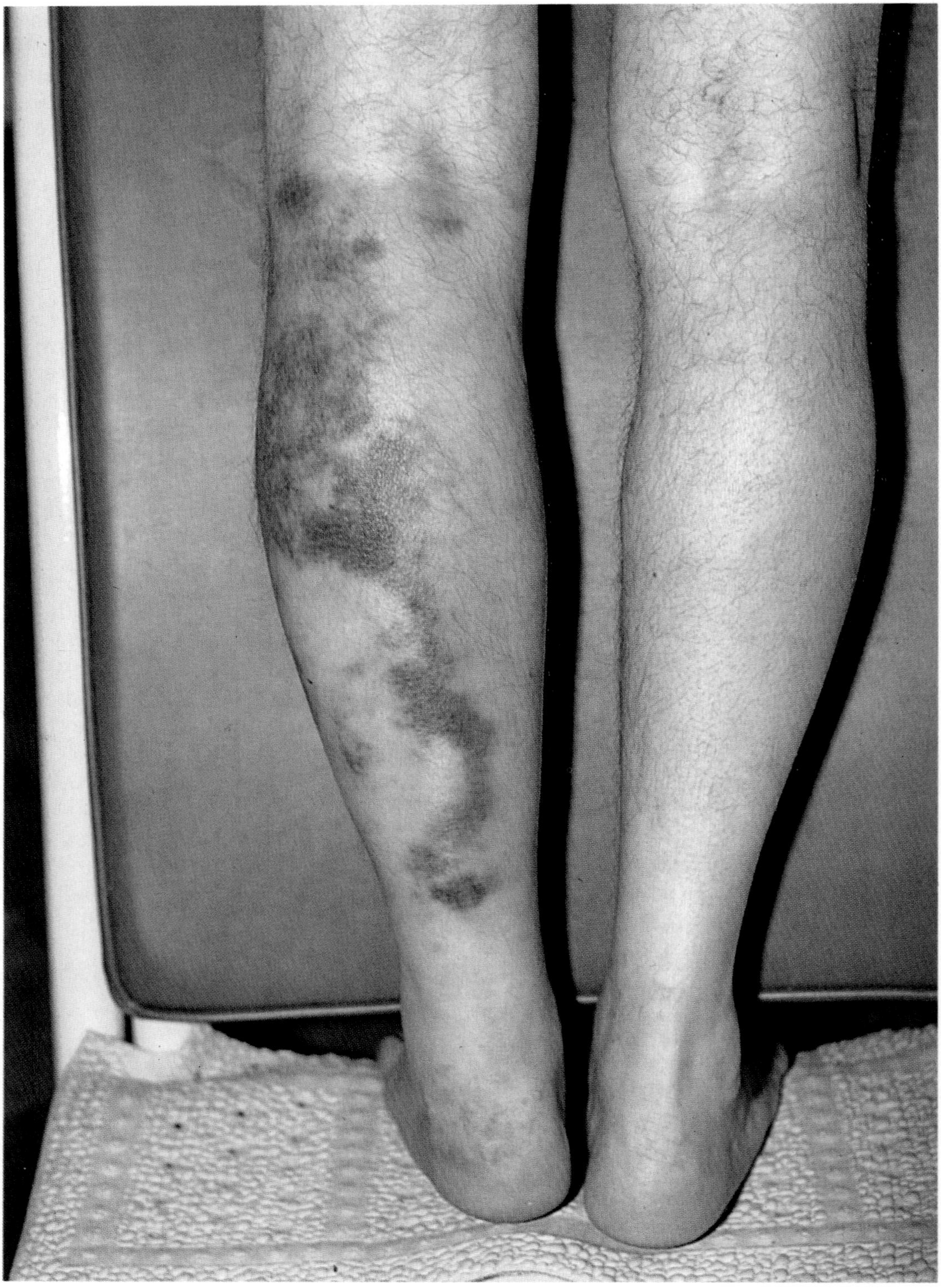

Abb. 50 Frisches Hämatom durch Trauma verursacht.

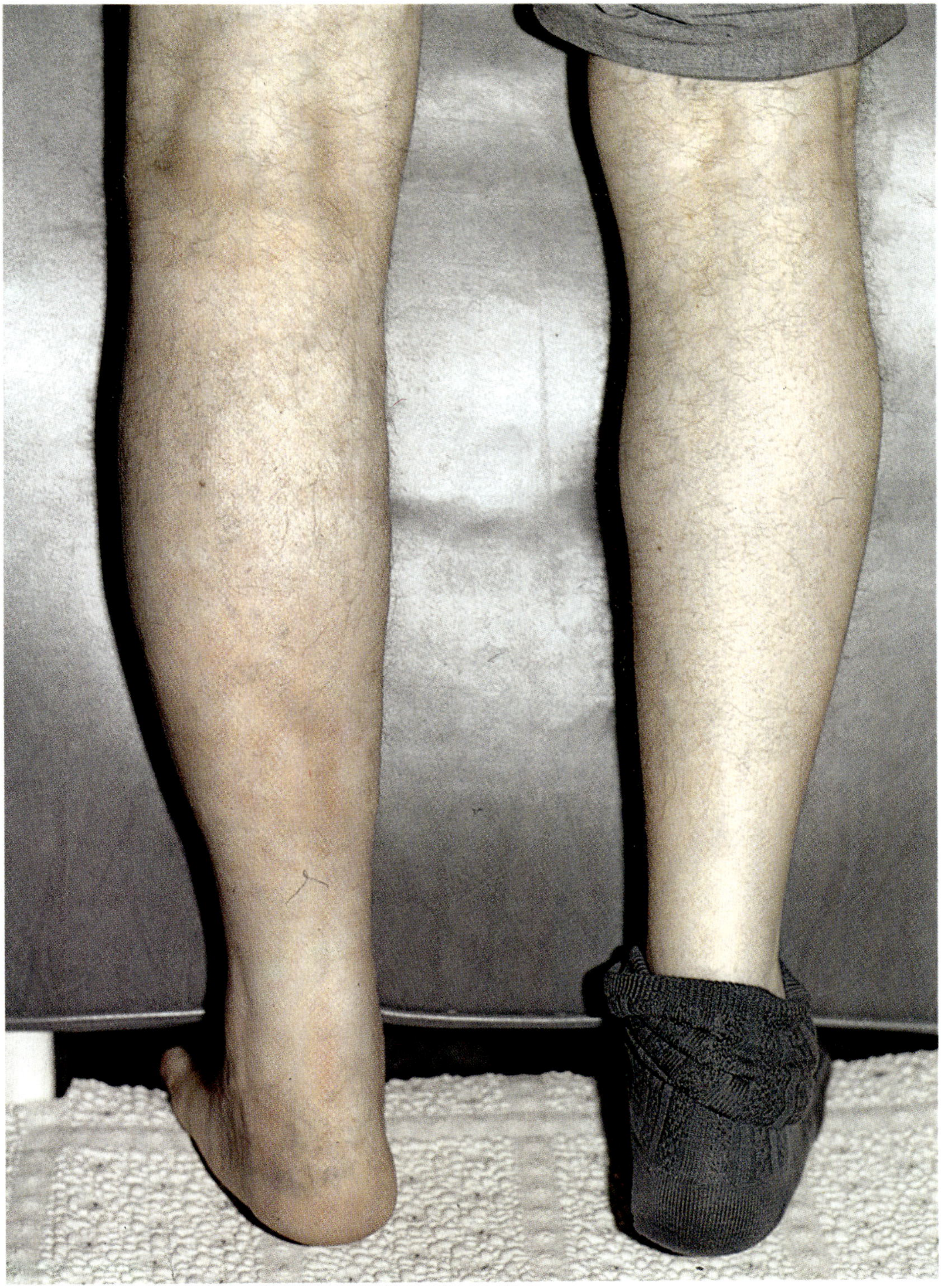

**Abb. 51** Fall von Abb. 50. Nach der Behandlung mit Kompressionsverbänden.

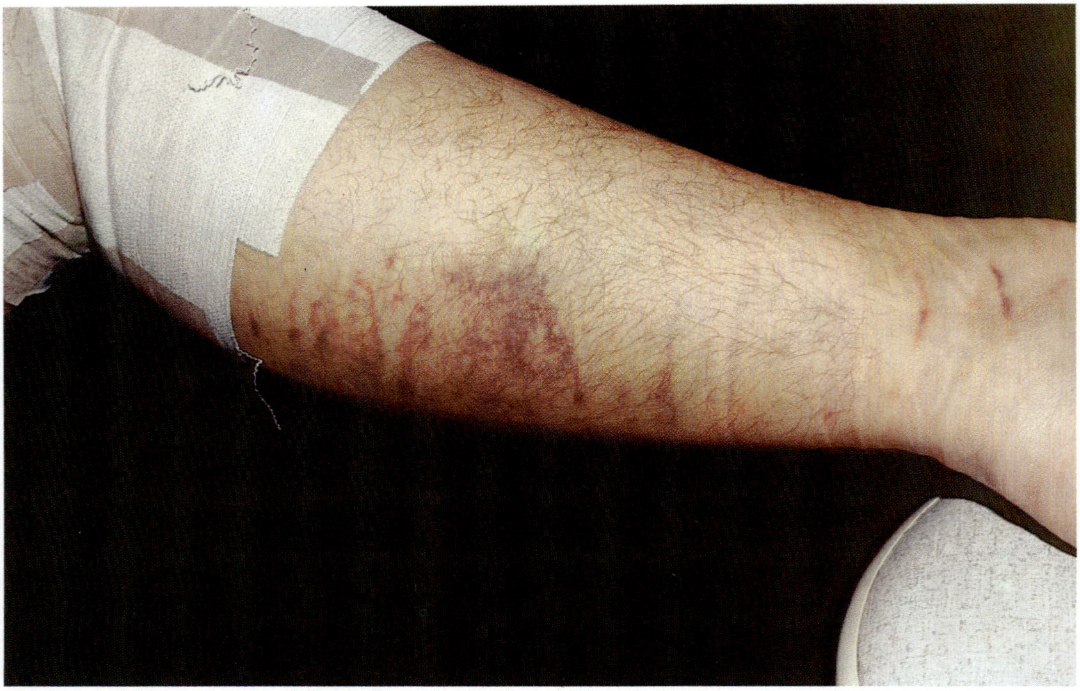

Abb. 52 Hämatom 8 Tage nach Spontanriß der V. saphena parva.

## Fallbeispiel 1

Ein Hockeyspieler wird am Unterschenkel im Bereich der medialen Wade, also der Saphena magna, von einem Hockeyball getroffen. Die Vene reißt und es entsteht ein Bluterguß. Vom Notarzt wird der Patient in eine Klinik überwiesen, dort wird er immobilisiert. Die nach wenigen Stunden entstandene Thrombophlebitis behandelt man mit Antikoagulantien. Gegen ärztliche Anordnung verläßt der Patient nach einigen Tagen das Krankenhaus und kommt zum Phlebologen.

### Befund

Thrombophlebitis der Saphena im Bereich des Unterschenkels; in der Umgebung ein Hämatom. Da dieser Patient noch ein Jahr zuvor in der Nationalmannschaft gespielt hat und somit Leistungssportler war, konnte von einem gesunden Körper ausgegangen werden.

### Therapie

1. Sofortiges Absetzen der Antikoagulantien
2. Kompressionsbehandlung
3. Antiphlogistische Medikation

Der Patient war nach 14 Tagen wiederhergestellt.

## Fallbeispiel 2

Eine 75jährige bekam im rechten Unterschenkel nach ihren Angaben einen „Stich", der so schmerzhaft war, daß sie nicht mehr auftreten konnte. Sie war bettlägrig und wurde vom Hausarzt betreut. Da die

Beschwerden in der nächsten Zeit nicht geringer wurden und das Bein angeschwollen war, wurde sie nach 1 Woche in eine Klinik für innere Krankheiten eingewiesen, wo sie 12 Wochen fest immobilisiert und mit „Blutverdünnungsmitteln" behandelt wurde. Etwa 1 Jahr nach jenem „Stich" kam sie zum Phlebologen.

### Befund

Schweres postthrombotisches Syndrom links; kapillare Blutungen an sämtlichen Zehen; Nekrose an beiden Großzehen. Die Oscillographie ergibt normale arterielle Durchblutung.

### Therapie

1. Sofortiges Absetzen der Antikoagulantien und Verordnung normaler Venenmittel

2. Kompressionsverbände des linken Unterschenkels

Das postthrombotische Syndrom war nach 4 Wochen beseitigt, so daß seitdem Maßgummistrümpfe getragen werden. Die Nekrose war nach weiteren 2 Monaten abgeheilt.

## Diagnose in beiden Fällen

Zustand nach Venenriß im Bereich der tiefen Venen und Blutungen durch Antikoagulantien. Vor allem der spontane Riß im Bereich der tiefen Venen wird häufig als Muskelriß diagnostiziert. Man muß nur des Patienten Angaben glauben, daß gar kein Trauma stattgefunden hat, um selbst zu wissen, daß ein Muskelriß gar nicht möglich ist. Mit genügend Erfahrung kann man dem Patienten voraussagen, wann unter der Kompressionsbehandlung der Bluterguß, weit weg vom Venenriß, erscheinen wird (zumeist rechts oder links des Knöchels oder gar an beiden Seiten oder am distalen Teil des Fußrückens oder gar an den Zehen).

*Alle Blutergüsse an den unteren Extremitäten müssen sofort oder sehr bald mit Kompressionsverbänden und Bewegung der Extremitäten behandelt werden.* Medikamentös ist während der ersten Tage – wichtiger Hinweis sind die Schmerzen – nach Möglichkeit ein starkes antiphlogistisches Mittel zu verabreichen. Bei Venenrissen und Blutergüssen, die so behandelt werden (Kompressionsverband und antiphlogistische Medikation) wird schnell eine vollständige Heilung erzielt. Wird aber der Patient immobilisiert, so ist es wahrscheinlich, daß die stes auftretende Thrombophlebitis oder Phlebothrombose einen Dauerschaden im Sinne eines postthrombotischen Syndroms hinterläßt.

# 5 Kompressionsverbände bei arterieller Durchblutungsstörung

Relativ oft treten auch bei schon kompensierten arteriellen Durchblutungsstörungen plötzlich starke Beschwerden auf. Der weitere dramatische Verlauf bringt objektive Verschlimmerung mit Ödembildung an der betreffenden Extremität, Nekrotisierung der Zehen usw. die zur Amputation führen. Die Autopsie solcher amputierter Extremitäten ergab praktisch immer (als Ursache dieser deletären Zustände) plötzlich auftretende Thrombosen der tiefen Venen. Auch in solchen Fällen kann man mit sofort einzuleitender Kompressionsbehandlung Erfolg erzielen und die Amputation vermeiden. Die Kompressionsverbände müssen das Ödem schnellstens beseitigen, denn durch dieses Ödem wird die arterielle Durchblutung praktisch unterbunden. Aus diesem Grund muß der Verband immer gewechselt werden, sobald das Ödem zurückgegangen ist, also mindestens täglich oder sogar 2 – 3 mal täglich. Zusätzlich müssen starke antiphlogistische Mittel gegeben werden. Der alte Zustand muß schnell erreicht werden, um die Extremität zu retten. Auch Ulcera beim Patienten mit arterieller Durchblutungsstörung heilen, wenn gleichzeitig eine chronisch-venöse Insuffizienz mit Stauung und Ödem besteht, nur unter Kompressionsbehandlung.

# Venenerkrankungen und lokale Behandlung mit hochdosierten Heparin-Salben

Bei der lokalen Behandlung von Venenerkrankungen haben sich hochdosierte heparinhaltige Salben bewährt. Ihre Anwendung ist bei der Kompressionsbehandlung nur etwas anders zu handhaben:

Grundsätzlich wird der ganze Unterschenkel mit einer dünnen Schicht Salbe mit Hilfe eines Spachtels „eingeschmiert". Bei roter, also entzündeter Hautstelle über einer thrombotisch verhärteten Vene, wird die Salbe mit dem Finger (eventuell mit einem Fingerling) vorsichtig und mit Gefühl aufgetragen. Dadurch wird an der ohnehin sehr schmerzhaften Stelle kein zusätzlicher Schmerz verursacht. Der Patient empfindet die Applikation als angenehm. Dies sollte auch in der Umgebung eines Ulcus cruris so gehandhabt werden. Die Stellen werden anschließend mit einer dünnen Lage Mull bedeckt; darauf kommt ein 3 mm dicker Schaumstoffstreifen.

Bei Narben und lokalen Gewebsverhärtungen (Induration) wird genauso verfahren. Nur soll auf diesen Stellen und etwas darüberhinaus, ein ca. 10 mm dickes, am Rand abgeschrägtes Stück Schaumstoff gelegt werden.

Beim Ödem, verursacht durch Thrombose(n) der tiefen Unterschenkel- oder Oberschenkelvenen, wird das ganze Gebiet (Fuß und Unterschenkel) mit Salbe leicht abgedeckt.

Die tägliche lokale Dauerbehandlung beim postthrombotischen Syndrom bzw. bei chronisch-venöser Insuffizienz kann – da bei diesen Erkrankungen fast immer Kompressionsstrümpfe getragen werden müssen – so erfolgen:
Nach dem Ausziehen der Kompressionsstrümpfe, also kurz vor dem Zubettgehen, werden die Beine mit Salbe eingerieben, und zwar so lange, bis sie vollständig resorbiert ist und sie sich „trocken" anfühlen. Morgens können dann die Kompressionsstrümpfe angezogen werden, ohne die Gefahr, daß sie mit Fett in Berührung kommen und dadurch überdehnt und unbrauchbar werden.

Ist die Wirkung von hochdosiertem Heparin auch tagsüber unter dem Kompressionsstrumpf notwendig, so muß die Gel-Form appliziert werden.

Ich habe mit Hepathrombin®-50 000-Salbe, aber auch mit Hepathrombin®-30 000-Salbe und Hepathrombin®-Gel 30 000 bei vielen Patienten sehr gute Erfahrungen gemacht.

# Epilog

Auch heute wird der Venenkranke im Krankenhaus meist immobilisiert. Die sarkastischen Worte von *Chapy* und *Audier* (1956) „*Der Leidensweg des Postthrombotikers beginnt mit dem Tage, da er als geheilt aus dem Spital entlassen wird*“ haben nichts von ihrer Gültigkeit verloren. Daran konnten weder die Erkenntnisse des letzten Jahrzehntes, noch die medikamentöse Behandlung mit Antikoagulantien und Fibrinolytika oder Thrombolytika etwas ändern.

Erschreckend hoch ist auch die Zuwachsrate der Patienten, die unter den verschiedenen Stadien des postthrombotischen Syndroms leiden und in der ambulanten phlebologischen Praxis Hilfe suchen. Auch der Umgang mit Kollegen aller Sparten der Medizin zeigt dies sehr deutlich. Praktisch ist heute jeder zweite Mensch in irgendeiner Weise von einer venösen Erkrankung an den unteren Extremitäten betroffen. Aus diesen Gründen versucht dieses Buch, praktisches Wissen und erlebte Erfahrungen in der Behandlung der Volkskrankheit „Venenerkrankungen“ zu vermitteln. Daß eine junge und im positiven Sinne kritische Ärztegeneration sich damit befaßt, ist nicht nur wünschenswert, sondern auch unbedingt notwendig. Wer die Methode der Kompressionsbehandlung beherrscht, wird sie gewiß nicht zu einer „weltanschaulichen“ Wertschätzung erheben, wie es vielfach bei Patienten – ja oft auch bei Kollegen-Patienten – vorkommt.

Daß der Kompressionsverband einen viel größeren Wirkungsbereich als nur den mechanischen hat, zeigen die folgenden Beispiele:

- Über die mechanische Entstauung der erkrankten Extremität wird oft eine Entödematisierung im nicht behandelten Bein, ja sogar im ganzen Körper, erreicht, wie sie vorher mit Diuretica nicht erzielt werden konnte.
- Eine bestehende Gerinnungsstörung kann ohne die Anwendung eines in die Gerinnung eingreifenden Medikamentes normalisiert werden.
- Entzündungen klingen durch Entstauung ab, was vorher auch durch starke und hoch dosierte entzündungshemmende Stoffe nicht erreicht wurde. Das wird bei der Kompressionsbehandlung so genutzt, daß dieselben Medikamente, jedoch nur kurz und in kleinen Dosen, verabreicht werden. Dadurch werden nicht nur Organe geschont (Niere, Leber, Herz u. a.), sondern auch Medikamente gespart.
- Eine Allergie – durch entsprechende Tests verifiziert – ist plötzlich keine Allergie mehr, allein durch die lokale Behandlung (Entstauung) des „entzündeten Beines“.
- Die Kompressionsbehandlung einer lokalen Entzündung an der unteren Extremität, die niemand ernst genommen hat, läßt schon nach wenigen Wochen hohe BKS-Werte in den Normalbereich zurückkehren, während evtl. zuvor eine große Zahl

komplizierter und kostspieliger Untersuchungen vorgenommen wurde ohne diagnostischen Erfolg.

- Ein großes Ulcus cruris (postthromboticum) zeigt unter entstauender Kompressionsbehandlung nach Abstoßen des nekrotischen Gewebes das Wachsen von neuem, oft „blumenkohlähnlichem“ Gewebe, so daß man eine Gewebsentartung befürchten könnte. Plötzlich tritt jedoch Stillstand dieses Wachstums ein und vom Rand des Ulcus wächst normale Haut darüber.

- Bei fortgeschrittener Psoriasis, bei der auch die unteren Extremitäten erfaßt sind, heilt unter Kompressionsbehandlung nicht nur die Thrombophlebitis, sondern erfahrungsgemäß auch die Psoriasis, allerdings nur im Bereich der Kompression.

Das sind einige Beispiele von Krankheitserscheinungen und ihrer Heilung durch Kompressionsverbände, die zum Nachdenken Veranlassung geben. Vor allem wäre aber wichtig, die Zusammenhänge durch gezielte Forschung erkennen zu lernen, da sonst die Methode pragmatisches Wissen einiger Weniger bleibt, die nur immer mehr eigene Erfahrung sammeln.

Außerdem sollte man das Verfahren der Kompressionsbehandlung nicht nur zum Nutzen der leidenden Patienten verbreiten, sondern auch um die enormen Kosten zu sparen, die bei der Behandlung der „Volkskrankheit Venenleiden“ entstehen können. Die Anwendung des Kompressionsverbandes sollte jedoch Ärzten vorbehalten bleiben, weil ein breites medizinisches Allgemeinwissen notwendig ist, um die Venenerkrankungen in die richtige Relation zum Patienten und dessen anderen Erkrankungen zu setzen.

# Sachregister